Soeder/Dorey

Ganz Frau!

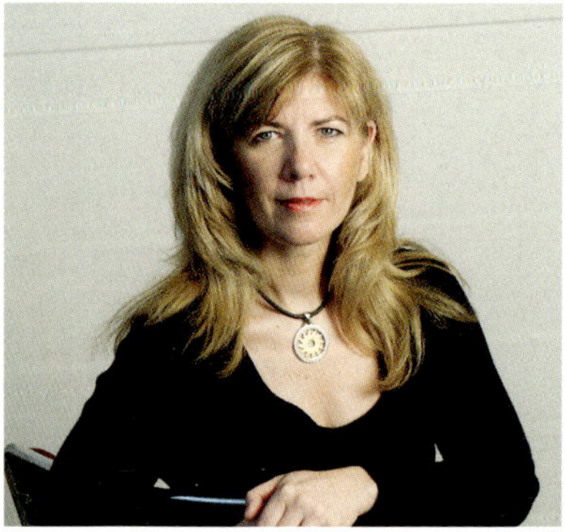

Sonja Soeder leitet die Physiotherapie am Deutschen Beckenbodenzentrum im St. Hedwig Krankenhaus Berlin. Ihr Tätigkeits- und Forschungsschwerpunkt: Manuelle Therapie, Wirbelsäule und Beckenboden im funktionellen Zusammenhang bei Frauen und Männern in den verschiedenen Lebensabschnitten. Sie ist Mitglied und Referentin der Arbeitsgemeinschaft Gynäkologie, Geburtshilfe, Urologie und Proktologie der PT im ZVK e. V. und der AG Elektrotherapie. Sonja Soeder ist Referentin.

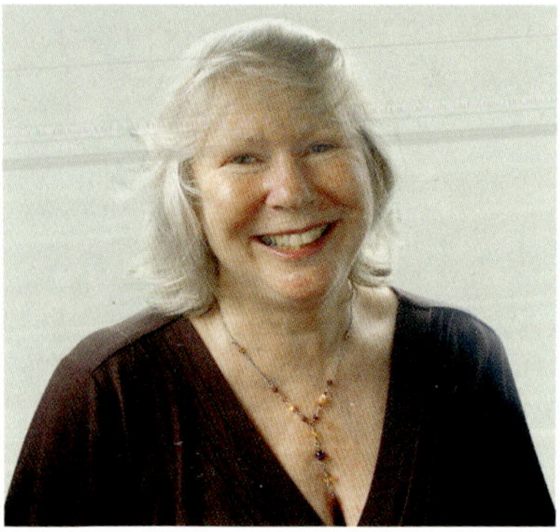

Prof. Dr. Grace Dorey: In England lebende Physiotherapeutin und Professorin an der University of West England Bristol. Hier lehrt sie Studenten/innen der Physiotherapie und betreut sowohl nationale als auch internationale Studien mit dem Schwerpunkt Urologie. Ebenso ist sie als Autorin und Referentin tätig.

Sonja Soeder
Prof. Dr. Grace Dorey

Ganz Frau!

- Ihr Beckenboden-Buch für erfüllte Sexualität und Kontinenz

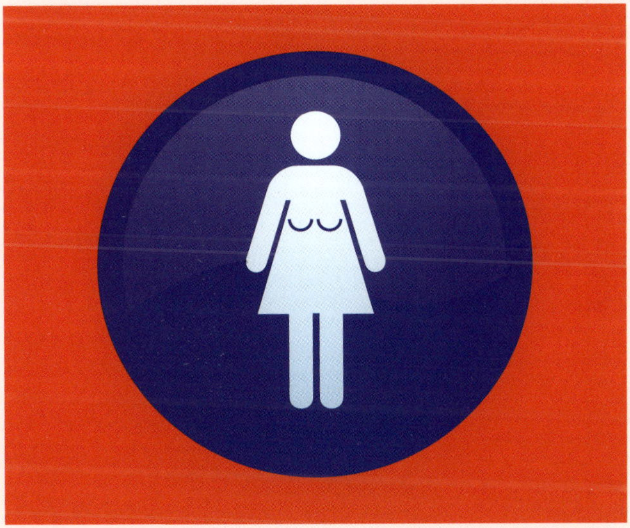

TRIAS

Inhalt

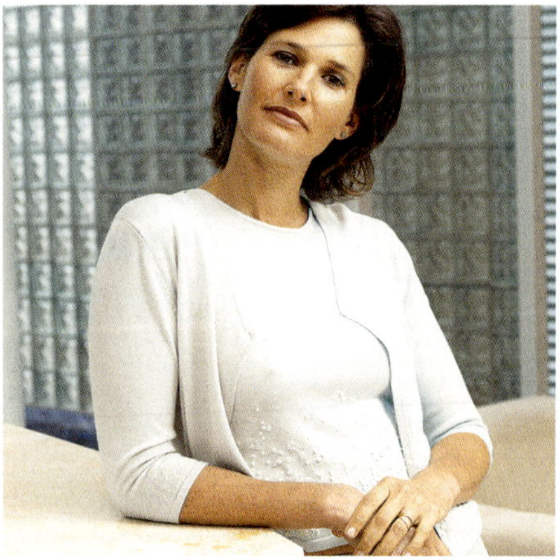

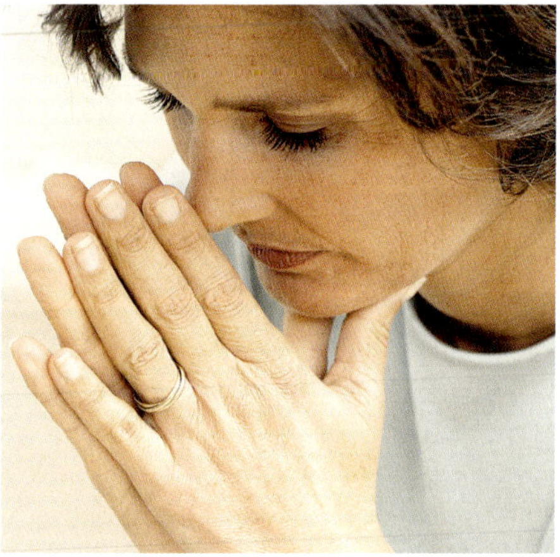

Specials

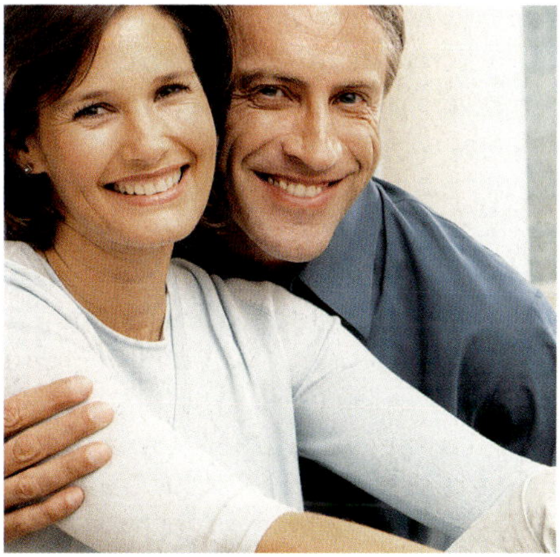

Vorwort

Liebe Leserinnen,

die Bedeutung des Beckenbodens wurde sehr lange Zeit unterschätzt, dabei kann man sagen, dass die handtellergroße Muskelschicht eine der wichtigsten Muskelgruppen des ganzen Körpers ist. Sind die Beckenbodenmuskeln gut trainiert, können Sie Tantra, Kamasutra und Co. getrost vergessen, denn nichts macht den Sex intensiver als ein gut wahrgenommener und trainierter Beckenboden. Sehr viele Frauen haben im Laufe ihres Lebens mit Episoden von Inkontinenz zu tun. Und die meisten wissen nicht, dass gezieltes Beckenbodentraining hilft. Ich behandle in meiner Praxis am Deutschen Beckenbodenzentrum in Berlin Frauen mit unterschiedlichen Problemen, beispielsweise nach der Entbindung. Oft höre ich: »Aber jetzt ist die Geburt schon drei Jahre her, und bestimmt kann man eh nichts mehr machen!« Doch das sehen viele Frauen falsch. Muskulatur ist und bleibt übungsfähig, unser Beckenboden bleibt unser ganzes Leben lang trainierbar! Einigen Frauen, die ich in meiner Praxis betreut habe, bleibt je nach Diagnose nach einem gezielten Beckenbodenprogramm eine Operation erspart – sie sind nach wenigen Monaten beschwerdefrei und überglücklich, weil sie nicht damit gerechnet haben, jemals wieder sorglos Sport zu treiben oder entspannt ins Theater zu gehen.

Und immer mehr Frauen um die 30 behandeln wir schon während der Schwangerschaft, insbesondere wenn sie bereits nach der ersten Entbindung Inkontinenzprobleme hatten. Viele Schwangere wissen nicht, dass ein gezieltes Training die Geburt erleichtert, Verletzungen vorbeugt und vor allem nach der Schwangerschaft Probleme der Inkontinenz verhindert. Nicht nur die Rückbildung ist wichtig! Ich stelle Ihnen in diesem Buch ein wirksames Übungsprogramm vor, das Ihre Beschwerden lindert oder ihnen vorbeugt. Nutzen Sie das Beckenbodentraining, aber wenden Sie sich bei Beschwerden unbedingt an einen Spezialisten, den Sie mithilfe der Adressenliste auf Seite 65 finden.

Sonja Soeder im November 2009

Vorwort Prof. Tunn

Auch wenn wir unbekleidet vor dem Spiegel stehen, können wir den Beckenbodenmuskel nicht sehen, vielleicht spüren. An dem Tag, wo Kinder ihre ersten Schritte laufen, muss der Beckenboden die Organe im kleinen Becken stützen, zeitgleich fangen viele Kinder an, Harnblase und Darm bewusst zu kontrollieren, und der Beckenboden wird zum Hauptakteur der Kontinenzerhaltung, um nur eine seiner vielschichtigen Funktionen zu nennen. Eine dauerhafte Aufgabe, die durch erbliche Faktoren, Schwangerschaft, Geburt und Altern erheblichen Ansprüchen gerecht werden muss! Gerade die konstitutionell bedingte Variabilität der Beckenbodenanatomie und -funktion macht den Zeitpunkt einer möglichen Kontinenzeinbuße so unberechenbar. Daher sollten alle, sowohl Teenager als auch Frauen vor und nach einer Schwangerschaft und Frauen mit beginnenden Beschwerden und bei Eintritt in die Postmenopause eine Bewusstseinsprüfung und ggf. Konditionierung des Beckenbodens erhalten. Dieses Konzept wird von Sonja Soeder bereits gelebt. Durch die Leitung der Physiotherapie am Deutschen Beckenbodenzentrum hält sie individuelle Therapiekonzepte für die vielschichtigen Funktionsstörungen des Beckenbodens vor. Zusätzlich arbeitet Sonja Soeder aktiv an Forschungsprojekten unseres Beckenbodenzentrums mit, bildet Physiotherapeuten aus und hält im Rahmen nationaler und internationaler Weiterbildungen und Fachkongresse wissenschaftliche Vorträge. Da ist es nur verständlich, dass sie ihr Wissen und ihre Berufserfahrungen an Sie, liebe Leserinnen und hoffentlich auch Leser, weitergeben möchte, um zu enttabuisieren und zu motivieren.

Circa jede zweite Frau entwickelt im Laufe ihres Lebens Einschränkungen der Beckenbodenfunktion, wenn das Thema verdrängt wird. Nun entscheiden Sie selbst!

Prof. Dr. med. Ralf Tunn
Chefarzt der Klinik für Urogynäkologie
Deutsches Beckenbodenzentrum
St. Hedwig Krankenhaus, Berlin

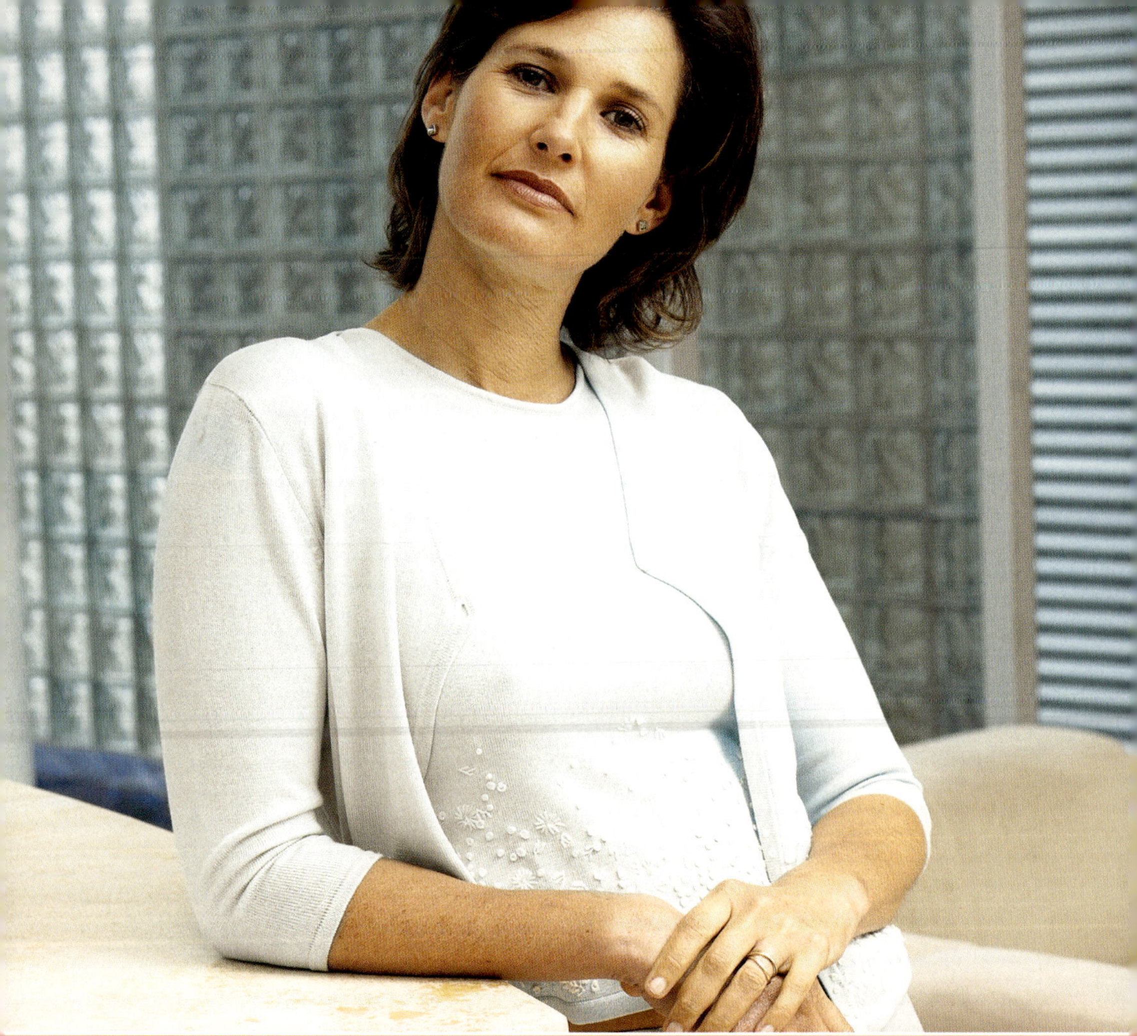

Warum der Beckenboden so bedeutsam ist

Wasserlassen und -halten: die Blase

Die Harnblase ist ein Hohlmuskel, der sowohl dehnbar als auch in der Lage ist zu kontrahieren, sich zusammenzuziehen. Eine normal trainierte Blase hat ein durchschnittliches Fassungsvermögen von 300–500 ml. Insgesamt entstehen am Tag knapp 2 l Urin. Dieser fließt über das Nierenbecken durch die Harnleiter in die Harnblase. Damit kein Rückstrom entsteht, befindet sich am Übergang von Harnblase und Harnleiter eine Klappe. Wenn Sie ausreichend trinken und sich daraufhin die Harnblase füllt, fühlen Sie bei ca. 150–200 ml ein erstes Signal von Harndrang. Nachgeben sollte man dem Harndrang erst ab 300–500 ml.

Was viele Frauen nicht wissen: Die Blase kann und sollte sich selbst trainieren. Denn fehlt ihr die entsprechende Füllung, gerät die Muskulatur aus der Form. Die Blasenmuskulatur wird schwächer, die Blase verliert ihre Speicherfähigkeit und meldet bei immer geringerer Füllung den Wunsch, sich zu entleeren.

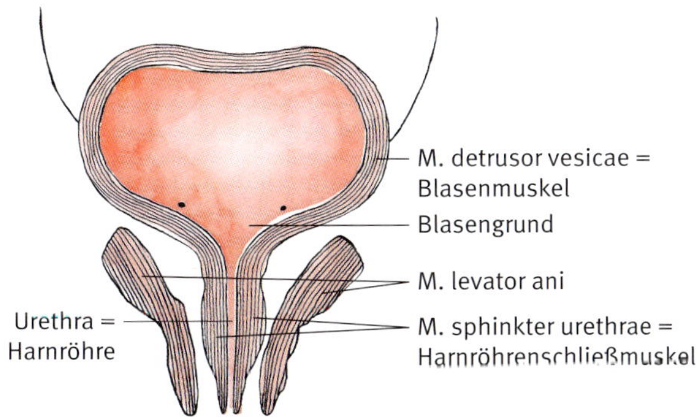

Die Blase und ihre Schließmuskeln.

Beckenboden

Die Schließmuskeln halten dicht

Die Harnröhre ist ca. 3–5 cm lang und endet mit ihrer Öffnung im Scheidenvorhof. Sowohl am Blasengrund als auch am Ende der Harnröhre befindet sich jeweils ein Schließmuskel. Der innere Schließmuskel wird unwillkürlich über unser vegetatives Nervensystem gesteuert und bildet mit der Blase eine autonome Funktionseinheit. Im Gegensatz zu dem inneren können wir den äußeren Schließmuskel willentlich beeinflussen. Beim Wasserlassen ist es notwendig, diesen äußeren Schließmuskel bewusst entspannen zu können. Er ist in die Beckenbodenmuskulatur eingebettet. Nachdem die Blase vollständig entleert ist, kann der Zyklus der Blasenfüllung erneut beginnen, indem der innere Schließmuskel sich anspannt und dicht hält. Der äußere Schließmuskel kommt erst ab einer bestimmten Blasenfüllung hinzu bzw. nach der Information über einen ersten Harndrang bei ca. 200 ml Füllungsvolumen.

Unsere wichtigste Muskelgruppe: der Beckenboden

Der Beckenboden besteht aus Muskulatur und Bindegewebe und schließt das Becken nach unten hin ab. Die Beckenbodenmuskulatur hat grundsätzlich mehrere Aufgaben zu erfüllen. Sie

- stützt die inneren Organe
- erlaubt Stuhlgang und Wasserlassen
- ist beim Sex aktiv
- trägt das Gewicht des Kindes während der Schwangerschaft und muss unter der Geburt nachgeben
- stabilisiert die untere Wirbelsäule in Teamarbeit mit der Bauch- und Rückenmuskulatur und dem Zwerchfell
- stützt uns beim Laufen und Stehen im knöchernen Becken

Die Beckenbodenmuskeln kann man sich als eine Art Hängematte vorstellen, die zwischen den Knochen im Becken aufgehängt ist. Sie können diese Muskeln bewusst anspannen – der Beckenboden hebt sich dabei in Richtung Bauchnabel nach oben und leicht nach vorne. Der hintere Teil der Hängematte ist bindegewebig am Steißbein befestigt, von dort zieht eine Muskelschicht des Beckenbodens wie ein Fächer vom Steißbein zu den beiden seitlichen Sitzbeinhöckern bis hin zum Schambein. Der vordere Teil der Hängematte verläuft vom Schambein bis hin zu den beiden seitlichen Sitzbeinköchern. Von oben betrachtet, erkennt man durch die Knochenpunkte (Schambein, Sitzbeinhöcker, Steißbein) 2 aneinanderliegende Dreiecke. Durch die Muskelschicht des vorderen Dreiecks (am Schambein) tritt die Harnröhre aus, dahinter befindet sich die Scheide. Der äußere Schließmuskel der Blase ist in dieser Muskelschicht eingebettet. Das hintere Muskeldreieck (am Steißbein) wird durch den Darmausgang durchstoßen. Dort wo das vordere und hintere Dreieck sich treffen, liegt der Damm. Hier kommen fast alle Muskelschlingen des Beckenbodens zusammen. Das vordere Dreieck wird von einer quer verlaufenden Muskelschicht gestützt, die beispielsweise während der Schwangerschaft durch den dauerhaften Druck von oben besonders strapaziert wird.

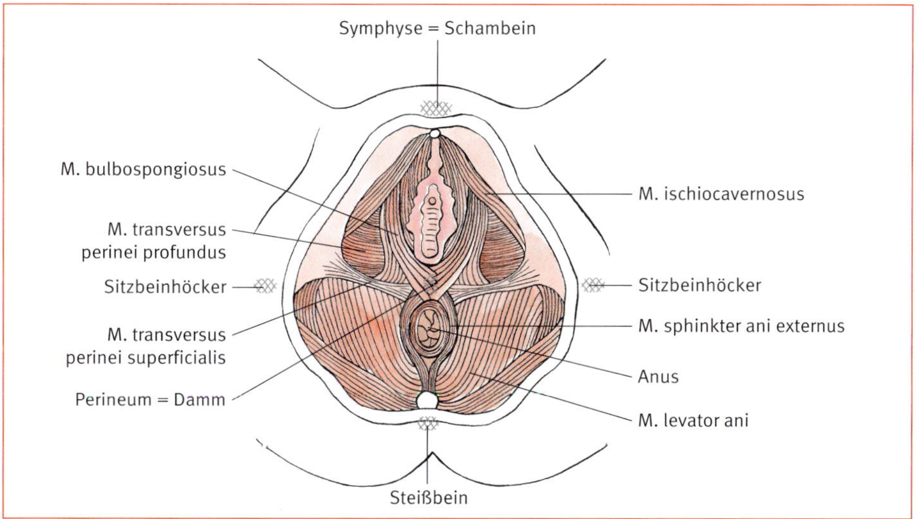

Anatomische Übersicht des weiblichen Beckenbodens.

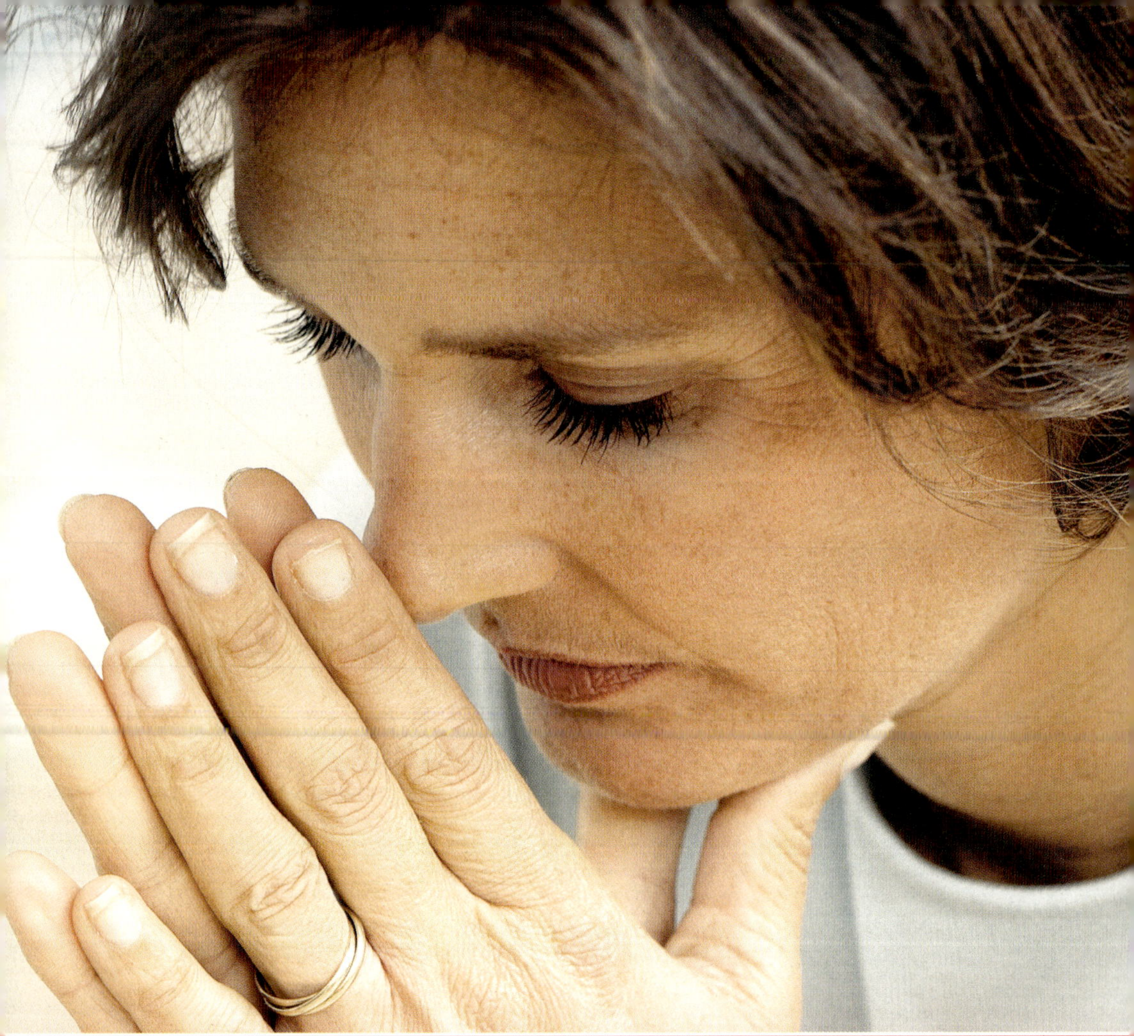

Was unserem Beckenboden Probleme bereitet

Worunter der Beckenboden leidet

Im Laufe eines Lebens durchläuft die Beckenbodenmuskulatur verschiedene Belastungen. Eine Schwangerschaft oder Geburt, die Entfernung der Gebärmutter sowie Bauchoperationen können den Beckenboden belasten. Auch hormonelle Umstellungen, Übergewicht, Verstopfung, Husten (chronische oder akute Atemwegserkrankungen, auch Asthma), schweres Heben und langes Stehen beeinflussen die Beckenbodenmuskulatur in ihrer Leistungsfähigkeit und Belastbarkeit – ebenso die dazugehörenden Bänder und die umliegenden Organe. Selbst junge athletische Frauen, häufig Leistungssportlerinnen, können unter Inkontinenz leiden. Ihre Beckenbodenmuskulatur, das Zwerchfell und der im Bauchraum entstehende Druck sind nicht im Gleichgewicht. Der Beckenboden ist starr und kann dem Druck von oben nicht standhalten – die Dynamik ist gestört.

Schwangerschaft und Geburt

Im Laufe der neun Monate trainieren sich die werdenden Mütter häufig eine Fehlhaltung an, die für maximale Belastung auf den Beckenboden sorgt. Durch die Gewichtszunahme verlagert sich der Körperschwerpunkt und belastet vorrangig die Beckenbodenmuskulatur. Zusätzlich wird mit voranschreitender Schwangerschaft die Blase von ihrem ursprünglichen Platz verdrängt, was einen häufigen Harndrang zur Folge hat. Je größer der Bauch, desto kürzer werden die Intervalle zwischen den Toilettengängen. Außerdem bewirken die Schwangerschaftshormone, dass die Bänder im Becken locker und weicher werden. Während der Geburt kann es zu Überdehnungen oder Verletzungen des Beckenbodens kommen. Die Studienlage zeigt, dass beim Einsatz von geburtshilflichen Werkzeugen wie Zange oder Saugglocke Verletzungen nicht selten sind. Sowohl eine Harn- als auch Stuhlinkontinenz können die Folge sein.

Entlasten und kräftigen während und nach der Schwangerschaft

Entlastende Haltung für zwischendurch: Der dicke Babybauch verursacht vielen werdenden Müttern Rückenschmerzen. Eine wunderbare entlastende Haltung funktioniert mit einem großen Übungsball, den Sie stehend zwischen Ihren Rücken und die Wand klemmen. Dann anlehnen und wippen. So werden Ihr Schultergürtel und der Rücken sehr schön entlastet, und Sie können währenddessen sogar lesen. Ersatzweise können Sie auch einen großen Luftballon benutzen.

Rückenschonend stillen: Versuchen Sie immer in unterstützender Haltung zu stillen, also zu Hause entweder im Liegen oder im Sitzen unbedingt mit Stillkissen. Dazu nehmen Sie den hinteren Teil des Stillkissens in den Lendenwirbelbereich und auf dem restlichen Kissen liegt das Kind. Das Kissen muss so platziert werden, dass Ihre Arme auf dem Kissen liegen und Sie das Kind nur stabilisieren und nicht halten. Für unterwegs nehmen Sie sich auch ein dickes Kissen mit oder Sie stillen Ihr Kind (ab etwa 4 Monaten) im Sitzen, Ihre Hand stabilisiert den Rücken des Kindes und Ihr Baby hält seinen Kopf selbst.

Aus dem Kinderwagen heben: Sie stehen seitlich vom Kinderwagen in Schrittstellung, Ihr Rücken ist gerade, dann gehen Sie in die Knie. Sie umfassen das Kind an seinem Hinterkopf und am Rumpf, und mit der Ausatmung spannen Sie den Beckenboden an, ziehen gleichzeitig den Unterbauch ein (Beckengurt, S. 37) und heben das Kind aus dem Kinderwagen.

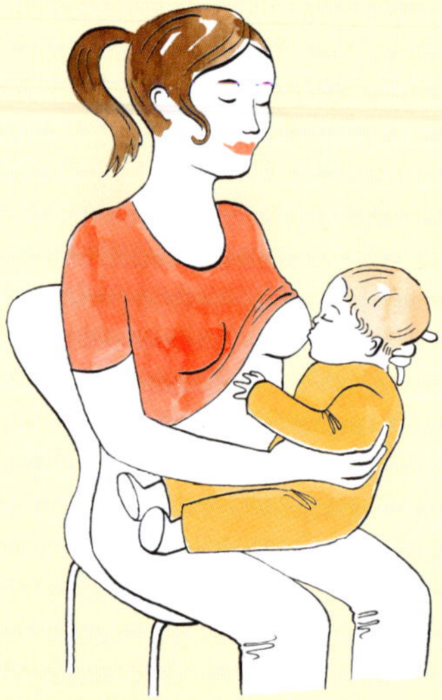

Stillen im Sitzen.

Das Baby halten: Tragen Sie Ihr Kind nicht per se einseitig (hüftig), sonst entstehen Rückenschmerzen und Muskelverspannungen. Sie können das Baby früh schon in Bauchlage halten (ab der 6. bis 8. Woche) – so wird auch gleich die Koordination des Kindes gefördert. Versuchen Sie, Ihre Hände nicht zu verkrampfen, sondern dem Kind über den Körperkontakt Halt zu geben.

Babycarrier richtig benutzen: Egal welchen Tragegurt Sie benutzen, achten Sie darauf, dass Ihr Becken gestützt ist, die Gewichtsverteilung symmetrisch ist und die Tragegurte außen auf den Schultern und nicht zu nahe auf dem Hals aufliegen. Für Ihre Haltung ist es sehr wichtig, dass Sie nicht im Hohlkreuz stehen, sondern mit leicht gebeugten Knien und eingezogenem Unterbauch (mit angespanntem Beckengurt, S. 37).

Wickeln: Sorgen Sie dafür, dass der Wickeltisch hoch genug ist – sie stehen wie an einem Stehpult – und wickeln Sie unterwegs, auf dem Boden, in einer beckenbodenentlastenden Haltung: im Knien haben Sie ein leichtes Hohlkreuz, Sie spannen den Unterbauch und den Beckenboden zum Stabilisieren an.

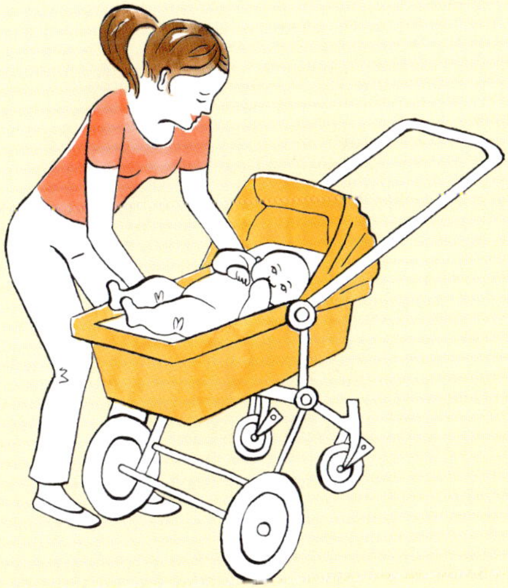

Aus dem Kinderwagen heben.

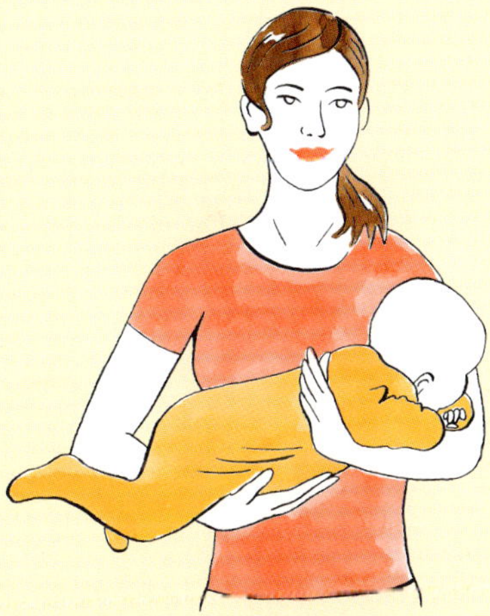

Das Baby in Bauchlage halten.

Probleme

Östrogenmangel und Hormonstörungen

Eine besondere Situation liegt nicht nur in der Schwangerschaft, sondern beispielsweise auch in der Menopause vor. Aber auch junge Frauen mit Zyklusstörungen verschiedener Ursachen (Schilddrüsenfunktionsstörungen, Hochleistungssport) können unter Symptomen wie trockener Scheide, ungewolltem Harnverlust und ausbleibender Regelblutung leiden. Manche Frauen ab dem 50. Lebensjahr verlieren beispielsweise während dem Sex geringe Mengen Urin. Das liegt meist daran, dass in der Menopause die Östrogenproduktion sinkt, und dies zur Folge hat, dass das die Harnröhre umgebende Gewebe und die Schleimhäute der Scheide nicht mehr so gut wie zuvor durchblutet sind und dünner werden. Durch die Verminderung von Durchblutung, Spannung und Reaktion der Muskeln um die Harnröhre herum können die betroffenen Frauen ihre Blasenentleerung schlechter kontrollieren. Östrogensalbe hilft Frauen in oder nach der Menopause gegen eine trockene Scheide und verbessert insgesamt wirksam die Durchblutung und hält das umliegende Gewebe geschmeidig.

Beckenbodenschmerz

Nicht wenige Frauen leiden unter krampfartigen, stechenden oder ausstrahlenden Schmerzen des Beckenbodens – häufig ist dieser hinter der Harnröhre lokalisiert. Die Betroffenen haben meist einen längeren Leidensweg hinter sich, vom Gynäkologen bis hin zum (nicht spezialisierten) Orthopäden, die meist alle keine Ursachen für die Beschwerden feststellen können. Ursächlich für einen verspannten schmerzhaften Beckenboden können eine schwere Geburt sein, eine Steißbeinfraktur, OPs oder gar Missbrauch. Insbesondere Übungen zur Entspannung und Wahrnehmung (S. 34 bis S. 45) des Beckenboden helfen in der Regel sehr gut.

Schmerzen beim Sex

Als Folge von Operationen, Geburten oder infolge von Hormonmangel haben Frauen mitunter Schmerzen beim Geschlechtsverkehr. Die Beckenbodenübungen zur Wahrnehmung und Entspannung helfen bei solchen Problemen sehr gut, weil Sie so lernen, aktiv zu entspannen (S. 34 bis S. 45). Darüber hinaus sollte immer die Gynäkologin untersuchen, inwiefern ein organischer Befund vorliegt. Sie sollten sich darüber hinaus in eine gezielte Therapie bei einer speziell geschulten Physiotherapeutin begeben, um die Verspannungen zu lösen. Häufig haben diese Frauen auch Verspannungen im Nacken und im Schulterbereich, als Folge der Entlastungshaltung. Frisch Entbundende leider häufig auch unter Narbenschmerz (auch beim Sitzen) – hier hilft die Massage der Dammnarbe und der Scheide mit einer vom Arzt verordneten Östrogensalbe oder Rosenöl und Granatapfelsamenextrakt.

Die häufigsten Kontinenzprobleme

Die normale Frequenz der Toilettengänge liegt bei 5- bis 8-mal pro Tag. Ab dem 50. Lebensjahr sind 1–2 Toilettengänge in der Nacht normal. Bei manchen Frauen ist die Nierenaktivität in der Nacht stärker, sodass mehr Urin produziert wird – häufig bedingt durch Medikamenten, wie z. B. Diuretika bei Bluthochdruck. Inkontinenz trifft jede 3. Frau, und meist handelt es sich hierbei um eine sogenannte Belastungsinkontinenz. Die Wahrscheinlichkeit einer solchen Belastungsinkontinenz steigt mit dem Alter und der Anzahl von Geburten und dem gleichzeitigen Zusammenkommen verschiedener Risikofaktoren:

- Fehlhaltungen
- Rauchen
- Menopause
- Unterleibsoperationen
- Wirbelsäulenerkrankungen/Frakturen
- Atemwegserkrankungen

Probleme

- neurologische Erkrankungen (MS, Bandscheibenvorfälle)

Belastungsinkontinenz

Bei einer Belastungsinkontinenz, die auch Stressinkontinenz genannt wird, ist der Auslöser des Harnverlustes die Erhöhung des Drucks im Bauchraum, sodass sich der gesamte Druck auf den Beckenboden ausbreitet und bei einer Schwäche oder Dyskoordination zum Harnverlust führen kann. Als solche Momente der akuten Druckbelastung zählen Husten, Lachen, Rennen oder Hüpfen. Man teilt die Belastungsinkontinenz in 3 Stadien ein. Unkontrollierter Harnabgang bei:

- Grad 1: unkontrollierter Harnabgang beim Husten, Lachen, Hüpfen
- Grad 2: unkontrollierter Harnabgang beim Gehen
- Grad 3: unkontrollierter Harnabgang im Liegen

Dranginkontinenz (mit Harnverlust)

Eine weitere Form ist die Drang- bzw. Urgeinkontinenz – mit oder ohne Harnverlust. Es beginnt mit einem immer wiederkehrendem starken Drang, zur Toilette gehen zu müssen – meist bei nur geringen Urinmengen (50–100 ml). Manche Frauen müssen im 30-Minuten-Takt die Toilette aufsuchen, was sie in aller Regel stark in ihrem Alltag einschränkt. Die Ursache kann in immer wiederkehrenden Harnwegsinfekten liegen, die zur Folge haben, dass die Blase sich immer wieder zusammenzieht und so den Drang stimuliert. Normal ist, bei einem Trinkvolumen von ca. 2 l pro Tag 10-mal und seltener in 24 Stunden zur Toilette zu gehen.

- Dranginkontinenz ohne Harnverlust (Urgency/Frequency): Ein starker und plötzlich auftretender und nicht zu beherrschender Harndrang. Tritt insbesondere dann auf, wenn man z. B. den Schlüssel vor der Haustür sucht oder vor dem Kinobesuch – Keylock-Syndrom (S. 62).

Nachtröpfeln

Häufig entsteht ein sogenanntes Nachtröpfeln bei Frauen mit verminderter Entspannungsfähigkeit der externen Schließmuskulatur. Eine weitere Ursache kann eine instabile Harnröhre sein, die einen fließenden Harnstrahl verhindert. Helfen Sie Ihrer Blase nach dem Wasserlassen! Auf der Toilette sitzen, ein paar Mal vor und zurück wippen, damit die Blase sich vollständig entleert. Auch unerlässlich: Nach dem Wasserlassen mehrmals intensiv die Beckenbodenmuskulatur anspannen »The Knack« (S. 61), sodass der in der Harnröhre verbleibende Urin kontrolliert entweichen kann.

Überlaufblase

Die Blase hat die Funktion verloren, ihren Füllungsstand zu melden, das Signal »Harndrang« wird nicht gesendet. Dies kann zu einem schädlichen Rückstau zu den Nieren über die Harnleiter führen, oder die Blase entleert sich spontan unvollständig oder dyskoordiniert. Bitte suchen Sie Ihren Urologen/Neurologen auf, damit eine Therapie eingeleitet werden kann.

Stuhlinkontinenz nach Geburt oder OP

Ein Dammriss 3. oder 4. Grades, der sowohl Haut als auch Muskulatur oder gar Schleimhaut betrifft, kann eine Stuhlinkontinenz zur Folge haben. Physiotherapie, Verhaltenstraining, Elektrotherapie/Biofeedback und Medikamente können die Symptome lindern. Auch nach Stoma- oder Hämmorrhoidal-Operation kann es zu einer Stuhlinkontinenz kommen, daher sollten Sie unbedingt vor und nach der OP Ihren

Tipp

Was Sie selbst tun können

Wenn Sie Ihre Lebensgewohnheiten Ihren Symptomen anpassen, ist es an der Zeit, Hilfe bei einer spezialisierten Physiotherapeutin in Anspruch zu nehmen. Was Sie selbst tun können: Führen Sie täglich Ihre Beckenbodenübungen durch, spannen Sie den Beckenboden beim Husten, Niesen und Heben an und spannen Sie ihn auch unmittelbar nach dem Stuhlgang mehrmals kurz und kräftig an. Unbedingt zum Facharzt sollten Sie gehen, wenn Sie regelmäßig Verstopfung haben, Blut im Stuhl sehen, unter Unterbauchbeschwerden leiden und/oder über längere Zeit Durchfall haben.

Beckenboden bei einer speziell geschulten Physiotherapeutin trainieren.

Was bei Belastungsinkontinenz hilft

Bei Belastungsinkontinenz wirkt Beckenbodentraining sehr gut. Häufig ist der Beckenboden nicht nur schwach, sondern auch verspannt und dyskoordiniert in seiner Zusammenarbeit mit dem Zwerchfell. Elektrostimulation und Biofeedback können die Therapie im Rahmen einer Wahrnehmungsverbesserung und Konditionierung von Blase und Beckenboden unterstützen. Biofeedback bedeutet Rückmeldung – mithilfe eines Biofeedbackgerätes können Sie während der Physiotherapie die isolierte Anspannung der Beckenbodenmuskulatur üben.

Bei der Elektrostimulation wird über niederfrequente Stromimpulse in verschiedenen Hertzfrequenzen die Muskulatur stimuliert, konditioniert und gebahnt. Eine Kombination mit Biofeedback ist möglich, man spricht von getriggerter Stimulation. Beide Methoden, Elektrostimulation und Biofeedback, sollten immer von einer Physiotherapeutin anhand Ihres Befundes eingestellt werden.

Gezielte Übungen zum Trainieren und Wahrnehmung und beckenbodenschonendes Verhalten beim Heben, Aufstehen und anderen alltäglichen Bewegungen kann Abhilfe schaffen (S. 63). Eine Erfolgskontrolle erhalten Sie durch ein Miktionstagebuch (Miktion = Wasserlassen, S. 28).

Einsatz von Medikamenten: Besprechen Sie mit Ihrer Gynäkologin oder Ihrem Arzt, welche Medikamente für Sie infrage kommen. Der Serotonin- und Noradrenalin-Wiederaufnahmehemmer Duloxetin z. B. – eigentlich ein Antidepressivum – greift das Problem Inkontinenz im Gehirn an. Es hilft vielen Frauen bei mittlerer bis schwerer Belastungsinkontinenz. Das Medikament erhöht die Konzentration der Neurotransmitter und trägt so zu einer Verbesserung der Belastungsinkontinenz bei. Der Wirkstoff wird am besten zusammen mit Beckenbodentraining, Biofeedback und Elektrostimulation eingesetzt.

Hilfsmittel zur Beckenbodenkräftigung: Ob Smartballs, Liebeskugeln, Konen (die man alle vaginal einführt), Educator/Lady Fit (Vaginalsonde) oder Epi-No (zur Dehnung des Damms vor der Geburt) – alle diese Hilfsmittel können Ihnen sehr gut helfen bei Inkontinenz, Beckenbodenschwäche oder zur Geburtsvorbereitung. Kontraproduktiv sind sie jedoch, wenn sie nicht korrekt angewendet werden. Lassen Sie sich aber in jedem Fall immer von Ihrer speziell weitergebildeten Physiotherapeutin anleiten.

Info

Operationen bei Belastungsinkontinenz

Man kann leider nicht sagen, dass bestimmte Diagnosen zwangsläufig zu einer bestimmten Operation führen, sondern sie müssen auch abhängig von Kinderwunsch und medizinischer Vorgeschichte gemacht werden. Daher sollte immer eine genaue Diagnostik durch einen Facharzt vorangehen.

- Kolposuspension per Laparoskopie oder Laparotomie bei Überbeweglichkeit der Blasenhalsregion
- Das Einlegen von spannungsfreien Bändern (Tension-free Vaginal Tape) unter die Harnröhre wird häufig angewandt und hilft oft sehr gut. Ist die Beckenbodenmuskulatur durch körperliche Belastung oder schwere Geburten erschlafft und ist es zur Lockerung bzw. Zerreißen dieser Bandstrukturen gekommen, bietet es sich an, diese defekten Bandstrukturen operativ zu ersetzen. Es gibt verschiedene Systeme für unterschiedliche Indikationen:
  - Retropubisch, z. B. TVT, Fa. Gynecare/Ethicon
  - Transobturatorisch, z. B. TVT-O, Fa. Gynecare/Ethicon, Monarc, Fa. AMS
  - Minischlingen, z. B. Miniarc, Fa. AMS
  - Nachjustierbare Systeme, z. B. Reemex, Fa. Neomedic
- Injektion eines Hydrogels um die Harnröhre, Bulkamid, Fa. Ethicon
- künstlicher Schließmuskel AMS 800, hydraulische Sphinktermanschette

Was bei Dranginkontinenz hilft

Leiden Sie unter einer Dranginkontinenz, sollten Sie Ihren Beckenboden nicht in erster Linie kräftigen, sondern mithilfe von Wahrnehmungsübungen das Loslassen lernen, da bei Ihnen eher eine Dyskoordination vorliegt (S. 34). Auch prima und vor allem notwendig sind sowohl Verhaltens- als auch Blasentraining. Sprich: Sie gehen nur dann auf die Toilette, wenn Sie auch einen Drang verspüren und Sie erlernen darüber hinaus Aufschubstrategien, um auf Dauer mehr Urin zu produzieren. Zu den wirksamen operativen Möglichkeiten zählen Botoxinjektion, sakrale Neuromodulation (Medtronic, Stimulierung der Sakralnerven), Blasen-Augmentation.

Erste-Hilfe-Blasentraining bei Drang

- Ruhig bleiben, den Beckenboden visualisieren und mit der Ausatmung anspannen.
- Weiter atmen und den Beckengurt (S. 37) anspannen, dabei innehalten.
- Stehen oder sitzen Sie ruhig für 1 Minute, bis der Drang verschwindet.
- Halten Sie inne und lenken Sie Ihre Gedanken an etwas Schönes.
- Niemals während des akuten Drangs zur Toilette rennen, sonst geht es sicher in die Hose.
- Nach Verschwinden des Drangs gehen Sie ruhig zur Toilette oder gehen Ihrer Arbeit weiter nach.
- Mit der Zunge jeden Zahn einzeln begrüßen, so wird das vegetative Nervensystem beruhigt.
- Niemals vergessen: Sie sind die Chefin und nicht Ihre Blase!

Info

Medikamente, die bei Drang helfen

Gegen ungewollte Blasenkontraktionen bei Dranginkontinenz helfen unter anderem sehr gut Anticholinergika (Spasmex, Lyrinel, Mictonorm, Emselex etc. zum Einnehmen, aber auch Pflaster und Lösungen, die in die Blase eingefüllt werden). Ebenso eine lokale Hormontherapie in Form von Scheidenzäpfchen hilft betroffenen Frauen. Weiterhin ist es sehr hilfreich, ein Miktionstagebuch zu führen (S. 29, mithilfe dessen Sie Ihre Fortschritte dokumentieren können.

Was tun bei Senkungsbeschwerden?

Alle Organsenkungen können zu einer Belastungsinkontinenz führen, mitunter auch zu einer Mischinkontinz mit einer Drang-/Urgeinkontinenz. Gehen Sie bei Beschwerden auf jeden Fall zu Ihrer Gynäkologin. Bei allen Senkungen kann und sollte die Reihenfolge folgender therapeutischer Schritte befolgt werden:

1. Lokale Östrogentherapie (Salbe)
2. Beckenbodentraining
3. Körperliche Belastungen reduzieren (beim Heben, Tragen, Husten etc.)
4. Pessartherapie
5. Biofeedback und Elektrostimulation

Senkung der Gebärmutter

Durch eine Gewebeerschlaffung im Becken kann es zu einer Senkung von Organen kommen, unter anderem der Gebärmutter. Je nach Ausprägung entsteht ein Senkungsgefühl, es kommt zu Harnverlust oder einer Dranginkontinenz, auch Harnwegsinfekte sind möglich. Das Senkungsgefühl verstärkt sich gegen Abend, ist also belastungsabhängig. Je nach Grad der Gebärmuttersenkung muss operiert werden, doch primär sollte Beckenbodentraining im Vordergrund stehen. Falls Sie operiert wurden, können Sie 4 bis 6 Wochen nach der Operation und Rücksprache mit Ihrem Arzt mit den Übungen aus diesem Buch beginnen. Nach einer Gebärmutterentfernung kann es zu einem erneuten Senkungsgefühl und einer Absenkung des Dünndarms kommen, was meist Verdauungsprobleme zur Folge hat.

Senkung des Enddarms

Der Enddarm drückt an die vordere Scheidenwand, was ein starkes Senkungsgefühl auslöst (abhängig vom Stuhlvolumen). Je nach Grad muss operiert werden, doch auch ein regelmäßig durchgeführtes Beckenbodentraining kann wirksam helfen. Insbesondere der hintere äußere Schließmuskel muss trainiert werden. Spätestens nach der Operation benötigen die betroffenen Frauen eine gezielte Physiotherapie.

Probleme

Info

Therapie bei Gebärmuttersenkung

Pessartherapie

- Siebschalenpessar (alle 6–8 Wochen vom Frauenarzt gewechselt)
- Würfelpessar (täglich selbst zu wechseln)

Operationen

- Zystozelenkorrektur – Stabilisieren der vorderen Scheidenwand durch Raffung der Bindegewebsstrukturen, in der Rezidivsituation mit Interposition eines Kunsstoffnetzes
- Rektozelenkorrektur – Stabilisieren der hinteren Scheidenwand durch Raffung der Bindegewebsstrukturen, in der Rezidivsituation mit Interposition eines Kunststoffnetzes
- laparoskopische Hysterosakropexie – spannungsfreies Aufhängen der Gebärmutter mittels Kunststoffnetz am Kreuzbein
- vaginale Hysterektomie und Scheidengrundfixierung – bei Senkung der Gebärmutter
- laparoskopische Kolposacropexie – spannungsfreies Aufhängen der Scheide nach Gebärmutterentfernung mittels Kunststoffnetz am Kreuzbein

Senkung des Beckenbodens

Zu einer Senkung des Beckenbodens kommt es häufig nach Entbindungen, aber auch Pressen auf der Toilette kann zu einer Beckenbodensenkung führen. Das Problem: Ein gesenkter Beckenboden kann per se von unten nicht der Belastung standhalten. Unter Belastung sind diese Frauen häufig inkontinent. Hier sind Operationen wenig sinnvoll, viel besser hilft gezieltes Beckenbodentraining.

Senkung der Blase

Bei einer Blasensenkung drückt die Blase auf die vordere Scheidenwand, und damit entsteht ein indirekter Druck auf den Beckenboden. Je voller die Blase ist, desto stärker und häufiger ist der Drang, auf die Toilette zu gehen. Je nach Grad muss operiert werden, aber es sollte Beckenbodentraining im Vordergrund stehen. Die Beckenbodenübungen in diesem Buch sind alle gut geeignet und lindern die Beschwerden wirksam. Wichtig ist, nicht die Trinkmenge zu reduzieren, weil es so zu Harnwegsinfekten kommt. Auch eine Pessartherapie ist gut und wirksam. Die Blase kann so instabil werden, dass sie die Harnröhre mitreißt, dann muss die Blase in der Regel operativ fixiert werden.

Überbeweglichkeit der Harnröhre

Symptome können Harnstottern sein oder dass Sie nach dem Toilettengang gleich wieder Wasser lassen müssen. Auch Nachtröpfeln oder ständiger Harnverlust könnte ein Hinweis auf eine überbewegliche Harnröhre sein. Meist helfen Operationen sehr gut (S. 21).

Tipp

Trotz OP inkontinent?

Wichtig: Nach der Operation dürfen Sie Ihr Beckenbodentraining nicht vernachlässigen. Sollte es trotz regelmäßigem Üben zu einer Verschlechterung der Symptomatik kommen, melden Sie sich unbedingt bei Ihrem Arzt, weil evtl. ein 2. Mal operiert werden muss.

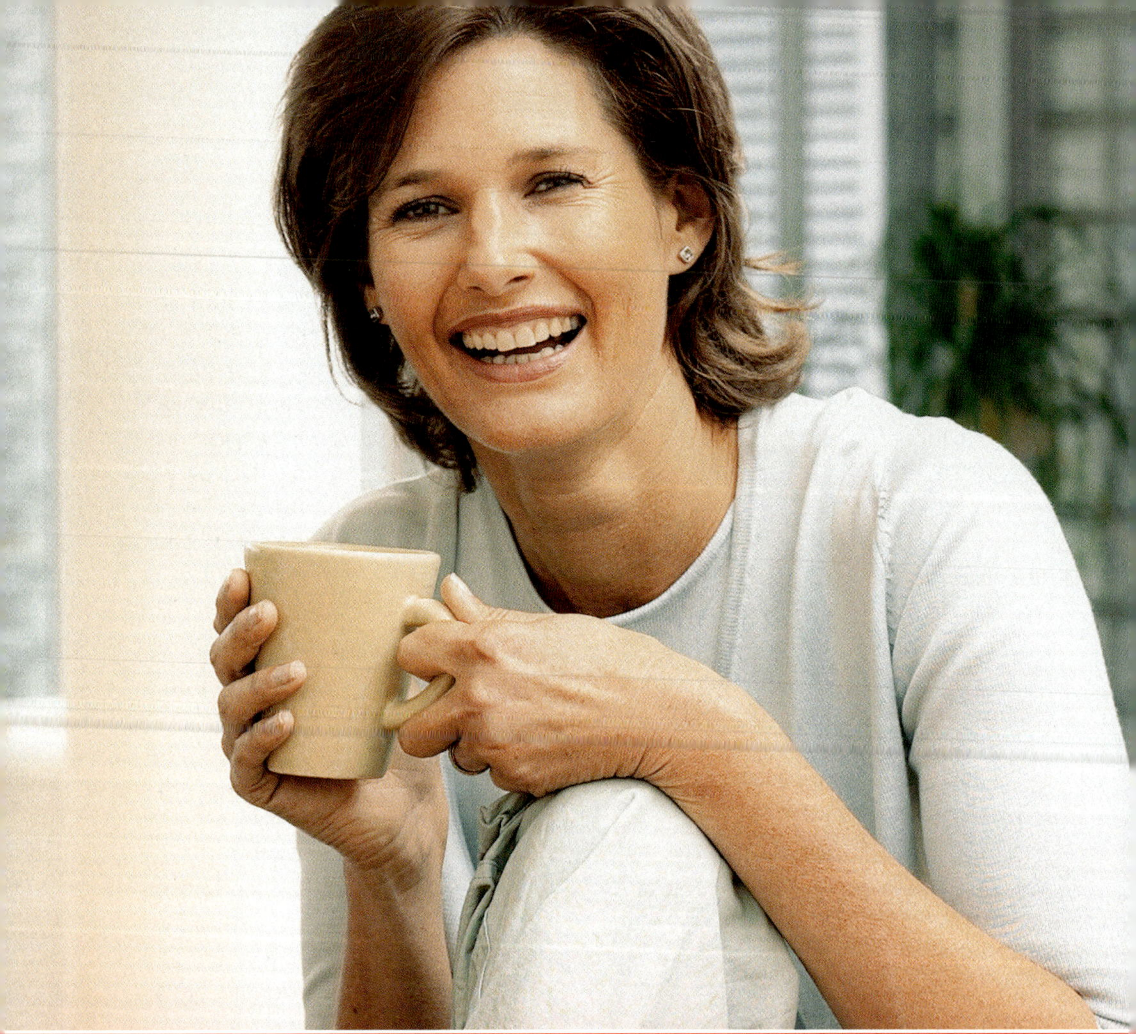

Die Kontinenz wirksam verbessern

Trinken

Koffein hat einen aktivierenden Einfluss auf die Blasenentleerung. Wenn Sie extrem viel Kaffee trinken, leiden Sie unter Umständen unter einem erhöhten Drang, was ungewollte Kontraktionen Ihrer Blase zur Folge hat. Koffein ist in vielen Nahrungsmitteln enthalten, teilweise ohne, dass wir uns dessen bewusst sind. Dazu gehören Schokolade, grüner und weißer Tee. Tipp: Trinken Sie zu Ihrer Tasse Kaffee 1 Glas Wasser, dies zögert den Drang hinaus.

Achtung bei:

- Kaffee, Tee
- Schokolade, Kakao
- Cola, kohlensäurehaltigen Getränken (beeinträchtigt den Säure-Basen-Haushalt der Blase)
- abschwellenden Medikamenten (Diuretika), da sie entwässern

Viele Frauen mit Inkontinenzproblemen trinken nicht genug, weil sie allzu häufige Toilettengänge vermeiden möchten, doch zu wenig Flüssigkeit sorgt für einen stark konzentrierten Harn, der die Basenschleimhaut zusätzlich reizt – eine Harnwegsinfektion droht. Außerdem kann die Blase nicht ihre volle Kapazität entfalten, und bei immer geringeren Trinkmengen signalisiert diese: Harndrang! Deswegen gilt: Nicht nur bei der Arbeit und zu Hause, auch wenn Sie unterwegs sind oder auf Reisen, immer mit ausreichend Getränken ausrüsten.

- Bei einer Dranginkontinenz versuchen Sie den Kaffeegenuss zu reduzieren.
- Trinken Sie entkoffeinierten Tee und Kaffee, Kräutertees und stilles Wasser.
- Trinken Sie Alkohol in Maßen.
- Vermeiden Sie kohlensäurehaltige und Diät-Getränke mit Süßstoffen.
- Trinken Sie täglich 1,5–2 l.
- Vermeiden Sie es, 2 Stunden bevor Sie zu Bett gehen, viel zu trinken.

Wichtig: Trinken Sie jede Stunde 1 Glas Wasser anstatt pausenlos an einer Flasche oder Teetasse zu nippen, weil dieses Verhalten Ihr Durstzentrum im Gehirn stört.

Die Kontinenz wirksam verbessern

Ihr Miktionstagebuch zum Ausfüllen

Mithilfe eines sog. Miktionsprotokolls haben Sie die Kontrolle über Zeitpunkt und Menge Ihrer zugeführten und ausgeschiedenen Flüssigkeit. Sie tragen ein, wie viel Sie getrunken haben und auch wie viel Sie ausgeschieden haben. Hierzu einfach einen alten Messbecher verwenden, den Sie auf Ihrer Toilette platzieren. Wählen Sie am besten einen Tag, an dem Sie viel zu Hause sind. Wichtig ist auch die Information über den Grund des Toilettengangs, ob z. B. mit Drang oder eher prophylaktisch.

Tipp

Zählen Sie beim Wasserlassen mit! So können Sie abmessen und wissen anschließend, dass Sie pro 100 ml X Sekunden brauchen. Ziel ist, pro Toilettengang 400–600 ml Wasser zu lassen.

Das Trinkverhalten zu kontrollieren ist für viele ein bedeutender Teil der Therapie, da Sie trainieren können, nur bei Drang zur Toilette zu gehen und Sie ein Gefühl für die ausgeschiedenen Mengen bekommen.

Gesund ernähren

Gesunde Ernährung ist deswegen wichtig, weil viel Obst, Gemüse sowie Ballaststoffe aus Getreide (plus viel Trinken gegen Verstopfung) bewirken, dass Sie einen regelmäßigen Stuhlgang haben. Indischer Flohsamen ist beispielsweise für alle frisch Entbundenen geeignet, die einen Dammriss oder -schnitt hinter sich haben, da diese Samen jede Menge Ballaststoffe enthalten und zu einem weichen, geformten Stuhl beitragen – vorausgesetzt, Sie trinken genug, weil es sonst zur Verstopfung kommt. So müssen Sie nicht pressen – was Sie auf keinen Fall sollten, auch später nicht, wenn die Wunde gut verheilt ist. Wenn Sie unregelmäßig essen und häufig zu Light-Produkten mit synthetischen Süßstoffen greifen, haben Studien gezeigt, dass dies einen negativen Einfluss auf das Verdauungs- und Ausscheidungssystem hat.

Ihr Miktionsprotokoll (als Kopiervorlage)

Uhrzeit	Trinkvolumen	Urinmenge	Harndrang	Urinverlust (wobei?)
6:45–7:30	200 ml Tee	350 ml	Stufe 3	Weg zur Toilette

Die Kontinenz wirksam verbessern

Cranberries: Schon lange kennen Naturvölker die Wirkung der Cranberries bei Infektionen. Sie helfen gut bei häufigen Blaseninfektionen oder bei Patientinnen, die gefährdet sind durch regelmäßiges Katheterisieren. Gegen Harnwegsinfekte hilft auch Meerrettich oder Meerrettich-Extrakt.

Warum nicht jede Sportart guttut

Körperliche Fitness ist nicht nur gut, sondern auch wichtig, doch nicht alle Sportarten sind uneingeschränkt zu empfehlen. Zu den beckenbodenfeindlichen Möglichkeiten sich zu bewegen zählen beispielsweise Aerobic, Joggen, Trampolinspringen oder Seilspringen.

Tanzen ist beispielsweise wunderbar für Ihre Beweglichkeit, der Beckenboden wird dabei optimal stimuliert. Und nahezu jede moderat betriebene Sportart eignet sich, wenn Sie Ihnen guttut. Hierzu gehören Pilates (in kleinen Kursen unter guter Anleitung), Schwimmen, Rudern, Ausdauertraining mithilfe von Stepper oder Crosstrainer, gezieltes Krafttraining, Reiten und Walking. Bei einer Belastungsinkontinenz gilt für Ihr Training im Fitness-Studio: wenig Gewicht, viele Wiederholungen und beim Ausatmen in die Belastung gehen. Sie spielen gerne Golf? Prima, denn Sie benötigen beim Golfen genau die Haltung, die Ihre innere Rumpfmuskulatur kräftigt. Mit einer guten Rumpfstabilität gelingt Ihnen der Abschlag umso besser.

Sie machen Yoga oder Qi Gong? Wunderbar, so werden Sie wahrscheinlich besser und schneller Ihre Muskeln wahrnehmen lernen und sich effektiver entspannen können. Qi Gong eignet sich sehr gut für diejenigen, die unter Dranginkontinenz leiden, weil Sie lernen, Ihre Körpermitte zu stabilisieren.

Tipp

Vorlagen bei Tröpfchenverlust

Frauen, die beim Sport oder anderen Aktivitäten einen Tröpfchenverlust haben, können auf sogenannte Vorlagen aus Baumwolle zurückgreifen. Sie lassen sich meist sehr diskret tragen und sind für leichte bis mittlere Inkontinenzgrade geeignet. Es gibt weiterhin spezielle Unterwäsche. Eine unangenehme Begleiterscheinung bei einer Inkontinenz ist gerötete, juckende und entzündete Haut. Man spricht von Inkontinenz-Dermatitis. Benutzen Sie immer unparfümierte Waschlotions und neutrale Cremes mit hohem Zinkanteil. Luftdurchlässige Baumwollunterwäsche tut der Haut ebenfalls gut. Für Schwimmerinnen gibt es übrigens spezielle Badeanzüge, mit denen Sie sich sicher im Schwimmbad fühlen.

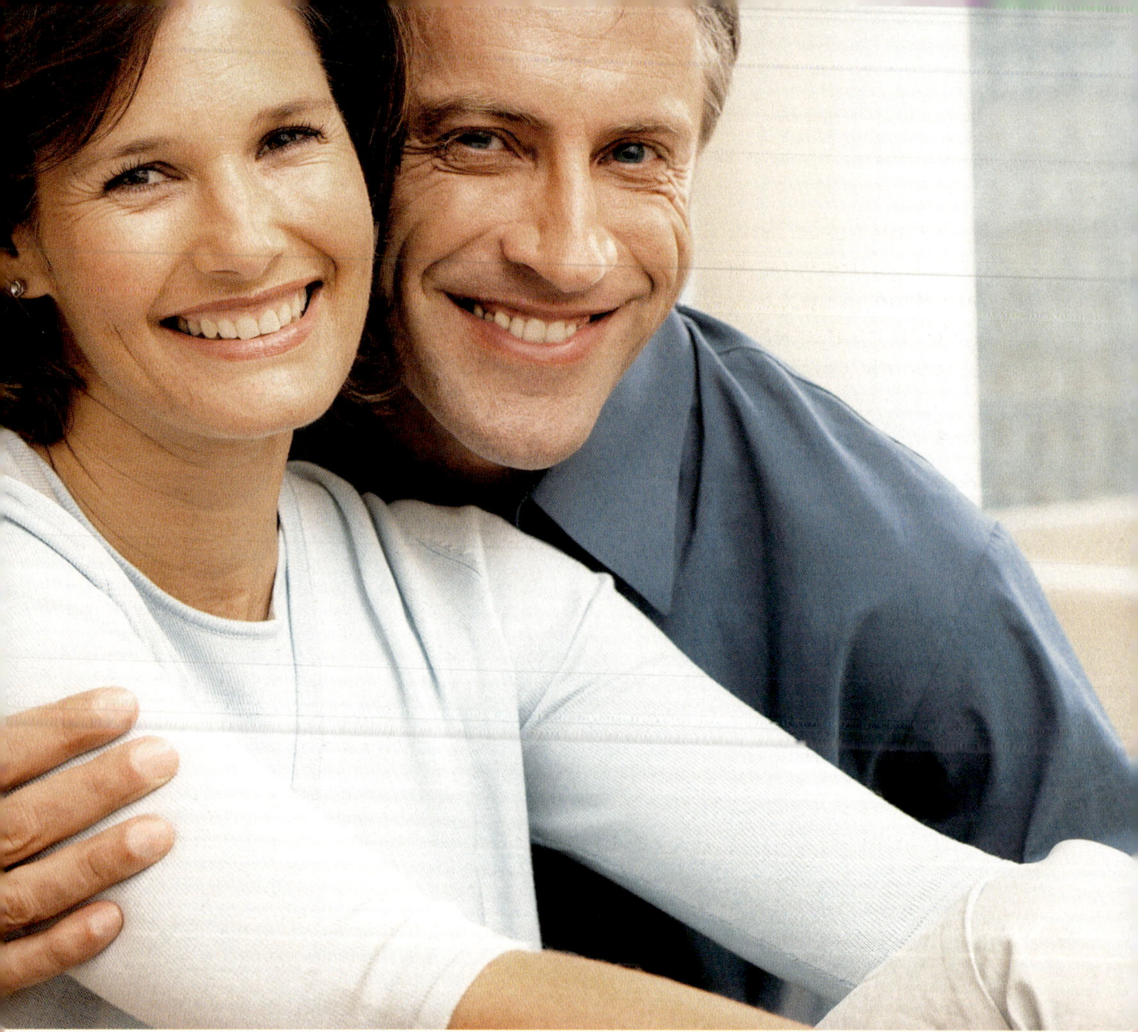

Ganz-Frau-Übungen für mehr Sicherheit

Planen Sie am besten feste Übungszeiten ein. Sie beginnen Ihr Übungsprogramm dann immer zuerst damit, Ihre Muskeln wahrzunehmen. Dann folgen für alle die Entspannungsübungen. Sie müssen erst einmal lernen, wo sich der Beckenboden befindet, um anschließend ein gezieltes Training in Angriff zu nehmen. Die Wahrnehmungsübungen sind die Grundlage dafür, dass sich die Beckenbodenspannung automatisiert. Nach 2–3 Wochen gehen Sie zum Training über.

Info

Falsch geübt?!

- Von sogenannten Pipi-Stopp-Übungen ist man heutzutage zum Glück abgerückt, weil sie überhaupt erst zu einem Problem führen können, z. B. zu einer Dranginkontinenz. Die natürliche Kommunikation zwischen Blase und Schließmuskel wird durch solche Übungen gestört und ein Reflex gelöscht.
- Beckenboden anspannen und dabei Aufzugfahren: 1. Stock, 2. Stock, 3. Stock ... und spätestens im 4. Stock fangen die meisten Frauen an zu pressen. Diese Übung entspricht überhaupt nicht der Beckenbodenphysiologie, und wir brauchen diesen Hochleistungssport in keinster Weise für unseren Alltag.
- Und wenn Sie nach dem Üben ein Senkungsgefühl haben, pressen Sie höchstwahrscheinlich. Achten Sie immer darauf, dass Sie ordentlich anspannen und den Beckenboden nicht herausdrücken.

Muskeln wahrnehmen

Wahrnehmung hat immer etwas damit zu tun, sich Zeit für sich selbst zu nehmen, innezuhalten vom hektischen Alltag. Manche Übungen eignen sich für die Zeit direkt nach dem Aufwachen, andere eher für die Pause zwischendurch – schaffen Sie aber immer eine ruhige Umgebung hierfür. Die folgenden Wahrnehmungsübungen können Sie 2 Minuten am Stück üben. Besser immer mal wieder am Tag, 3- bis maximal 10-mal – am besten täglich oder 3-mal die Woche. Sie müssen auch nicht alle Übungen üben, 2 der folgenden reichen völlig aus.

Die Übungen eignen sich für alle. Frauen, die unter Dranginkontinenz leiden (mit einer Dyskoordination des Beckenbodens) müssen erst lernen zu spüren, um dann im richtigen Moment anzuspannen. Genauso müssen Frauen mit Belastungsinkontinenz (mit einer Schwäche des Beckenbodens) auch erst lernen wahrzunehmen, um anschließend zu kräftigen. Frauen mit Beckenbodenschmerz oder Schmerzen beim Geschlechtsverkehr müssen ebenfalls erst entspannen lernen, um dann locker zu lassen.

1. Wahrnehmungsübung: Selbsttest

Hilfsmittel: Übungs- oder Yogamatte. Legen Sie sich in die stabile Seitenlage, das geht am besten im Bett oder auch auf einer Übungs- oder Yogamatte. Ihre Knie- und Hüftgelenke sind angewinkelt, achten Sie auf ein leichtes Hohlkreuz. Der Arm liegt angewinkelt unter Ihrem Kopf.

- 1. Ertasten Sie mit Ihrer freien Hand Ihr Schambein und Ihr Steißbein. Erkunden Sie Ihre beiden Sitzbeinhöcker an Ihrem Gesäß.

2. Muskeln wahrnehmen: Stellen Sie sich Ihren Beckenboden in Form einer Raute vor. Diese Raute ist wie ein elastisches Netz zwischen Ihren knöchernen Begrenzungen im Becken gespannt. Vorn ist das Netz am Schambein befestigt, hinten am Steißbein. Atmen Sie ruhig ein und aus und spüren Sie, wie das elastische Netz aus Muskeln leicht auf und ab schwingt.

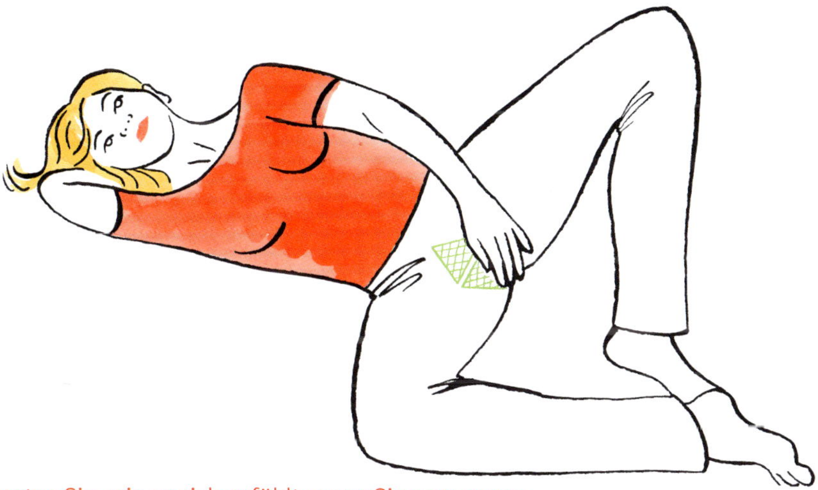

So testen Sie, wie es sich anfühlt, wenn Sie anspannen.

Ganz-Frau-Übungen

- 3. Ertasten Sie mit Ihrer freien Hand Ihren Damm. Legen Sie einen Finger direkt auf den Damm zwischen Scheide und Anus, direkt auf die Haut.
- 4. Atmen Sie ruhig weiter und beobachten Sie Ihre Atmung.
- 5. Beim nächsten Ausatmen ziehen Sie den Damm Richtung Bauchnabel und atmen ruhig weiter.
- 6. Halten Sie die Spannung und testen Sie, wie stark Sie anspannen können.
- 7. Mit dem Finger können Sie jetzt ertasten, wie sich der Damm verhält – bewegt er sich von Ihrem Finger weg oder vibriert er leicht. Ziel ist nur wahrzunehmen, was geschieht.
- 8. Führen Sie Ihren Finger in die Scheide ein. Spüren Sie, wie die Muskulatur sich verhält, Ihr Finger sollte eingesogen werden und nicht herausgepresst (weil dies den Beckenboden schwächt).

Dauer: 3 Min. jeden Tag.

Steigerung:

- Legen Sie Ihre freie Hand jetzt auf Ihren Unterbauch, oberhalb des Schambeins. Beim Einatmen spüren Sie Ihren Unterbauch leicht an Ihrer Hand.
- Beim nächsten Ausatmen bewegen Sie Ihren Unterbauch von der Hand weg. Beobachten Sie Ihr rautenförmiges Netz und atmen Sie ganz entspannt weiter.

Dauer: 2 Min. jeden Tag.

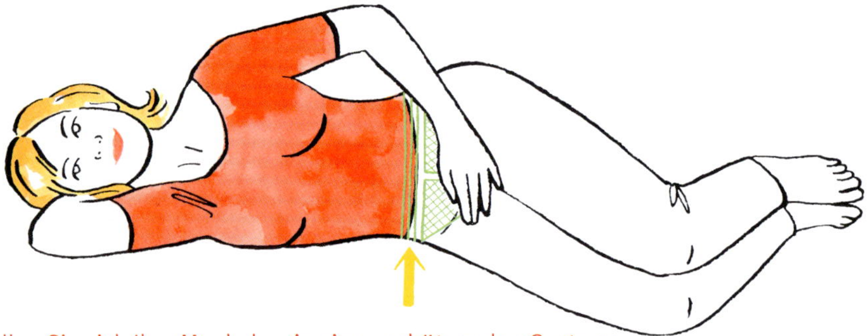

Stellen Sie sich Ihre Muskeln wie einen schützenden Gurt vor.

Steigerung: Beckengurt

- Ihre Hand bleibt auf dem Unterbauch liegen, ziehen Sie Ihren Unterbauch von der Hand weg. Halten Sie diese Spannung – stellen Sie sich Ihre Muskeln wie einen Gurt vor, der sich von innen um Ihr Becken legt.
- Atmen Sie entspannt weiter, während Sie die Spannung halten.

Dauer: 2 Min. jeden Tag.

2. Wahrnehmungsübung (hilft auch bei Rückenbeschwerden)

Hilfsmittel: Übungs- oder Yogamatte. Legen Sie sich auf den Bauch auf eine Matte. Gehen in den Unterarmstütz: Die Ellbogen sind unter den Schultergelenken, die Knie zeigen leicht nach außen und sind unter den Hüftgelenken. Der Rücken befindet sich im leichten Hohlkreuz.

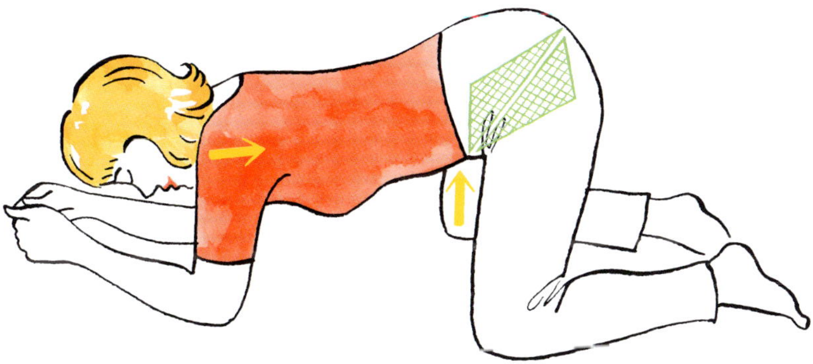

Ihr Beckenboden ist rautenförmig in Ihrem Becken aufgespannt.

Ganz-Frau-Übungen

1. **Muskeln wahrnehmen:** Stellen Sie sich Ihren Beckenboden in Form einer Raute vor. Diese Raute ist wie ein elastisches Netz zwischen Ihren knöchernen Begrenzungen im Becken gespannt. Vorn ist das Netz am Schambein befestigt, hinten am Steißbein. Atmen Sie ruhig ein und aus und spüren Sie, wie das elastische Netz aus Muskeln leicht auf und ab schwingt.

- 2. Stellen Sie sich vor, dass Ihr Steißbein eine kleine Taschenlampe ist. Lassen Sie den Lichtstrahl durch den Raum wandern, ohne dabei das Becken zu bewegen.
- 3. Jetzt lassen Sie das Licht durch den Raum wandern, indem Sie ganz leicht Ihre Lendenwirbelsäule und das Becken bewegen.
- 4. Visualisieren Sie Ihren Beckenboden als rautenförmiges Netz. Lassen Sie das Licht durch den Raum wandern und spüren Sie, wie sich dabei das elastische Netz mit bewegt. Einmal mit und einmal ohne Zuhilfenahme der Lendenwirbelsäule.
- 5. Ziehen Sie jetzt den Damm zum Bauchnabel und lassen Sie Ihr Licht durch den Raum wandern. Einmal mit und einmal ohne Zuhilfenahme der Lendenwirbelsäule. Wichtig: Atmen Sie ruhig weiter.

Dauer: nicht länger als 3 Min.

3. Wahrnehmungsübung

Hilfsmittel: Übungs- oder Yogamatte.
Legen Sie sich auf den Bauch auf eine Matte. Gehen Sie in den Unterarmstütz: Die Ellbogen sind unter den Schultergelenken, die Knie zeigen leicht nach außen und sind unter den Hüftgelenken. Der Rücken befindet sich im leichten Hohlkreuz.

1. **Muskeln wahrnehmen:** Stellen Sie sich Ihren Beckenboden in Form einer Raute vor. Diese Raute ist wie ein elastisches Netz zwischen Ihren knöchernen Begrenzungen im Becken gespannt. Vorn ist das Netz am Schambein befestigt, hinten am Steißbein. Atmen Sie ruhig ein und aus und spüren Sie, wie das elastische Netz aus Muskeln leicht auf und ab schwingt.
2. Stellen Sie sich den Beckenboden wieder als Raute vor und teilen Sie ihn nun in 2 Dreiecke. Vorne befinden sich Harnröhre und Scheide. Hinten ist der Darmausgang.
3. Spüren Sie, wie sich der Anus wie eine Blüte öffnet und sich wieder verschließt. Atmen Sie ganz ruhig weiter.
4. Anschließend lassen Sie das hintere Rautendreieck locker und stellen sich vor, Sie wollen mit den Schamlippen etwas greifen, dabei ziehen Sie den Damm zum Bauchnabel.

Dauer: nicht länger als 3 Min. am Stück.

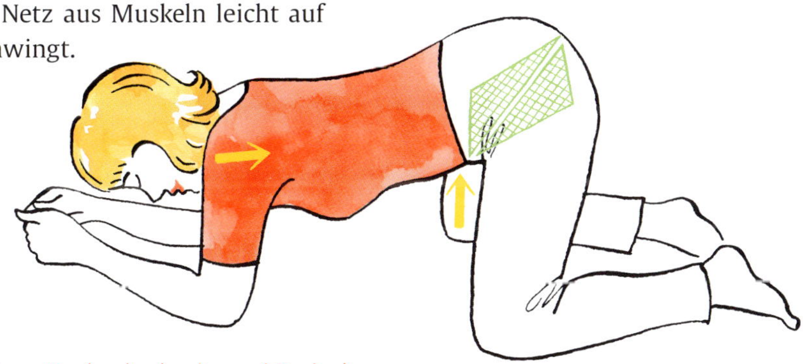

Teilen Sie Ihren Beckenboden in zwei Dreiecke.

Ganz-Frau-Übungen

4. Wahrnehmungsübung

Hilfsmittel: Wärmflasche oder Gästehandtuch.
Setzen Sie sich aufrecht auf einen Stuhl, die Füße fest auf dem Boden, die Knie zeigen leicht nach außen.

1. Muskeln wahrnehmen: Stellen Sie sich Ihren Beckenboden in Form einer Raute vor. Diese Raute ist wie ein elastisches Netz zwischen Ihren knöchernen Begrenzungen im Becken gespannt. Vorn ist das Netz am Schambein befestigt, hinten am Steißbein. Atmen Sie ruhig ein und aus und spüren Sie, wie das elastische Netz aus Muskeln leicht auf und ab schwingt.

- 2. Schieben Sie Ihre Hände seitlich unter Ihre beiden Sitzbeinhöcker und kippen Sie Ihr Becken leicht vor und zurück. Bleiben Sie in der Position, in der die Sitzbeinhöcker vorn belastet werden.

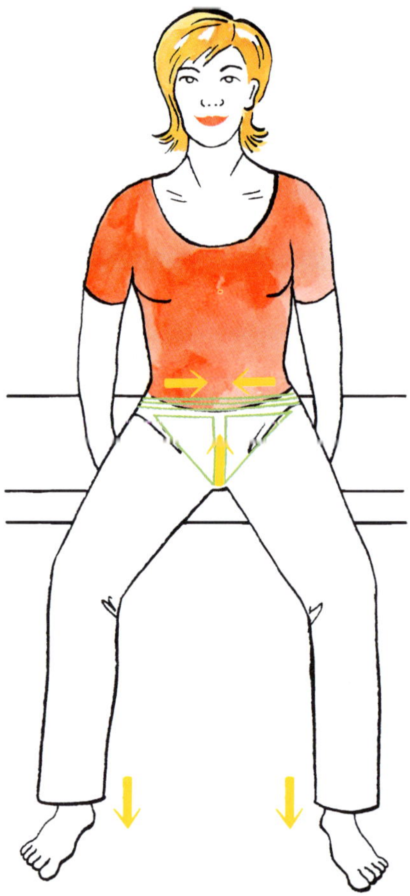
Kippen Sie Ihr Becken leicht vor und zurück.

- 3. Die rechte Hand bleibt unter dem rechten Sitzhöcker, während Sie ihn auf und ab bewegen. Ihr Oberkörper bleibt dabei ruhig. Wiederholen Sie die Übung mit der linken Seite.
- 4. Legen Sie jetzt eine halb gefüllte Wärmflasche (warmes Wasser) auf die Sitzfläche, setzen Sie sich aufrecht auf die Wärmflasche. Belasten Sie abwechselnd Schambein, Sitzbeinhöcker und Steißbein, sodass Ihr Becken leicht kreist. Beobachten Sie dabei Ihr elastisches Netz.
- 5. Legen Sie das aufgerollte Handtuch längs auf den Stuhl und setzen Sie sich so auf das Handtuch, dass es vorne Ihr Schambein und hinten das Steißbein berührt.

  Dauer: nicht länger als 3 Min. am Stück.

Tipp: Damit Sie sehr aufrecht sitzen, stellen Sie sich am besten vor, Sie tragen ein schönes Schmuckstück, das jeder sehen soll.

Ganz-Frau-Übungen

Entspannen lernen

Entspannungsübungen sind besonders geeignet für Frauen mit einer Dranginkontinenz, weil sie Überbrückungsübungen brauchen, um Ihren oft heftigen Drang kontrollieren zu können. Ihr Beckenboden ist dyskoordiniert und braucht daher keine Kräftigung, sondern muss lernen, sich zu entspannen, um dann effektiv trainiert werden zu können. Der Muskeltonus muss erst herabgesetzt werden, damit die Kontraktionsfähigkeit erhöht werden kann.

Gleichzeitig dürfen und sollen alle diese Übungen üben: Genauso wie man schlafen muss, sollte auch der Beckenboden zwischendurch entspannen dürfen. Ein entspannter Beckenboden ist besser durchblutet und besser trainierbar. Auch für Frauen, die unter Beckenbodenschmerz leiden, sind Entspannungsübungen unerlässlich.

1. Entspannungsübung

Hilfsmittel: Übungs- oder Yogamatte, aufgerolltes Badehandtuch.
Sie liegen auf dem Rücken auf einer Matte. Das Handtuch liegt zusammengerollt unter Ihrer Lendenwirbelsäule, die Hände sind nach außen gedreht.

- 1. Fahren Sie in Gedanken Ihren Körperumriss entlang und zeichnen Sie eine Linie um Ihren Körper. Spüren Sie alle Stellen, die Kontakt mit der Matte haben.
- 2. Nehmen Sie Ihre Muskeln wahr (S. 35).
- 3. Nehmen Sie wahr, wie Ihr Kontakt zur Unterlage beim Einatmen größer wird und wie Ihr Beckenboden entspannend nachgibt.
- 4. Nehmen Sie beim Ausatmen wahr, wie sich die Auflagefläche unter Ihnen verkleinert und sich Ihr Beckenboden kopfwärts bewegt.

Tipp: Sehr schön entspannend wirkt ein warmes Kirschkernkissen, das Sie auf Ihr Brustbein und/oder auf den Unterbauch legen.

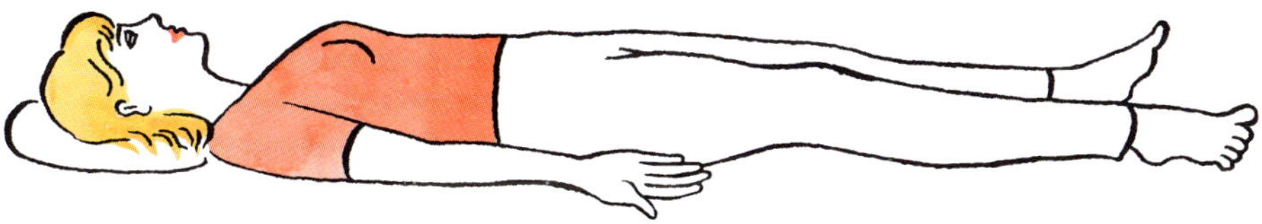

Spüren Sie alle Stellen Ihres Körpers nach, die die Matte berühren.

Ganz-Frau-Übungen

2. Entspannungsübung

Setzen Sie sich aufrecht auf einen Stuhl, die Füße fest auf dem Boden, die Knie zeigen leicht nach außen. Entfernen Sie sich mit dem Stuhl etwas vom Tisch, legen Sie die Unterarme auf der Tischfläche ab. Der Kopf darf dabei auf den Unterarmen ruhen.

- Lassen Sie Ihren Rücken beim Einatmen rund werden, bei der Ausatmung durchhängen.

Tipp: Besonders entspannend ist diese Haltung gegen Ende der Schwangerschaft!

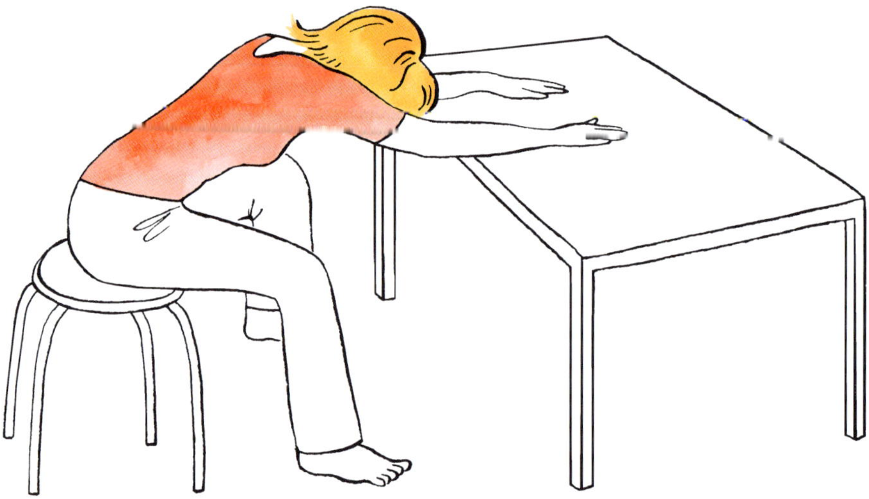

Wenn Sie zwischendurch Entlastung brauchen, rücken Sie vom Tisch ab und legen die Arme auf der Tischfläche ab.

3. Entspannungsübung

Hilfsmittel: Gymnastikball.
Setzen Sie sich auf den Ball. Bewegen Sie sich langsam mit den Füßen und dem Gesäß vom Ball weg. Gleichzeitig legen Sie Ihren Oberkörper auf dem Ball ab, Ihre Hände sind hinter dem Kopf verschränkt. Lassen Sie sich helfen, da das Ablegen selten beim 1. Versuch gelingt.

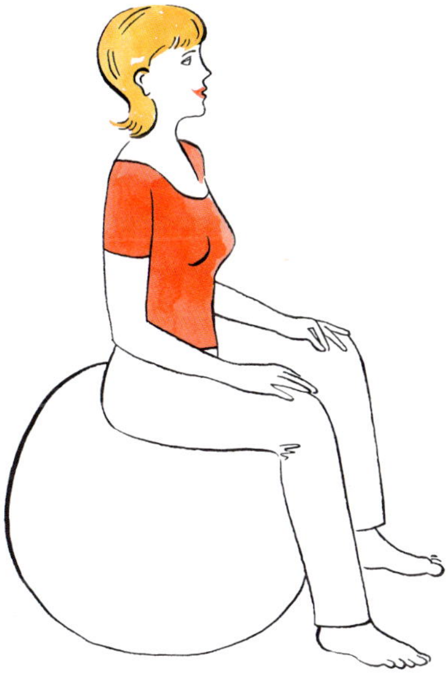

1.

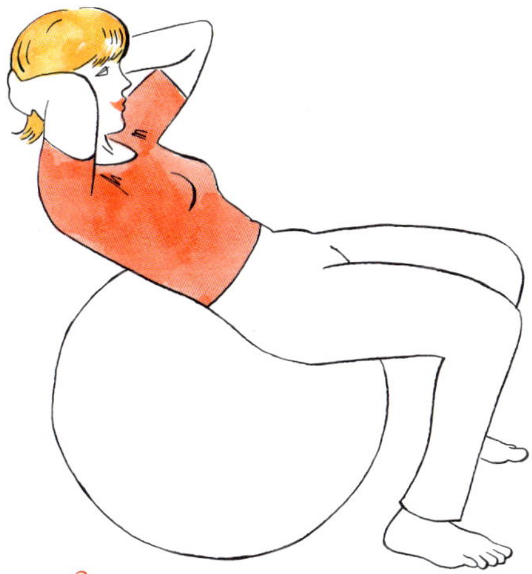

2.

So legen Sie sich auf einem Gymnastikball ab.

Ganz-Frau-Übungen

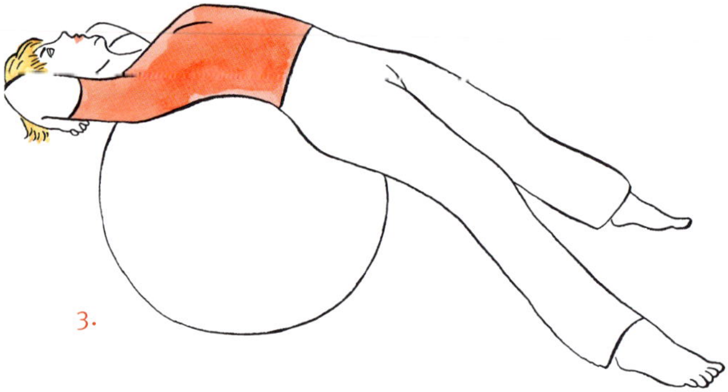

3.

1. Atmen Sie tief ein und aus, und spüren Sie die Dehnung der vorderen Bauchwand. Spüren Sie, wie sich beim Ein- und Ausatmen der Schultergürtel öffnet und weit wird.

2. Ihr Beckenboden macht dabei gar nichts. Der vordere Rumpf wird gedehnt und die Atmung vertieft.

Gezielt kräftigen

In diesem Kapitel geht es darum Kraft, Ausdauer und Koordination zu verbessern. Wie Sie Ihren Trainingszustand überprüfen können: In Seitenlage sehen Sie, ob und wie lange Sie maximale Spannung des Beckenbodens halten können. Legen Sie hierzu entweder einen Finger auf den Damm, ziehen Sie kräftig den Damm zum Bauchnabel und ertasten Sie, ob Sie diese Spannung über ruhige 5 Atemzüge (5-mal ein, 5-mal aus) halten können. Oder führen Sie einen Finger in die Scheide ein, aber achten darauf, dass Ihr Finger nicht herausgedrückt, sondern festgehalten wird.

- a) klappt. Was dann? Sie dürfen mit dieser maximalen Spannung alle folgenden Übungen jeden 2. Tag durchführen.
- b) klappt nicht. Was dann? Reduzieren Sie Ihre Spannung, bis Sie sie über 5 Atemzüge halten können.

Bei Dranginkontinenz: Sie üben hauptsächlich so ausdauernd wie möglich und nicht so kraftvoll wie möglich. Sie dürfen täglich üben. Heißt: wenig bis mittlere Kraft, viele Wiederholungen, weil es in erster Linie um Ihre Ausdauer geht.

Bei Belastungsinkontinenz: Üben Sie jeden 2. Tag, dann gerne auch mit maximaler Kraft (Voraussetzung: Sie können Ihre maximale Kraft 5 RUHIGE Atemzüge halten). Der Muskel benötigt 1 Tag, um sich zu regenerieren, und Kraft zu schöpfen für die nächste Übungseinheit. Wenn Sie Ihre Muskeln überbeanspruchen, wird die Inkontinenz schlimmer! Oder Sie üben täglich, aber mit geringer Kraft. Sie werden etwa 3 Monate Übung brauchen, um Ihren Beckenboden optimal zu stärken.

Während der Schwangerschaft: Trotz der Tatsache, dass eine Spontanentbindung die Wahrscheinlichkeit einer Inkontinenz erhöht und darüber hinaus bei Mehrfachgeburten ansteigt und auch bei einem Kaiserschnitt die 9 Mo-

Ganz-Frau-Übungen

nate biomechanische Belastung nicht ohne Folgen bleiben, beschäftigen sich die meisten Frauen erst nach der Entbindung intensiver mit ihrem Beckenboden. Dabei beweist die aktuelle Studienlage, dass ein gut trainierter und entspannungsfähiger Beckenboden die Austreibungsphase erleichtert bzw. verkürzt. Somit ist werdenden Müttern ans Herz gelegt, neben der Geburtsvorbereitung ein gezieltes Beckenbodentraining in Angriff zu nehmen. Etwa ab dem 5. Monat – Sie dürfen auch früher! – sollten Sie mit dem Beckenbodentraining beginnen, weil das Gewicht des Kindes mittlerweile Ihren Beckenboden belastet. Wichtig: Alle Übungen in diesem Buch sind auch für Schwangere geeignet.

Nach der Schwangerschaft: Gegen Ende der Schwangerschaft sind die Beweglichkeit der Wirbelsäule und die der Gelenke und der Einsatz bestimmter Muskelgruppen deutlich reduziert. So kommt es praktisch immer zu einem funktionellen Fehlverhalten, was die meisten Frauen nach der Entbindung beibehalten. Mit einem regelmäßigen Beckenbodentraining können Sie vorbeugen, und die Übungen fallen Ihnen während der Rückbildung bei einer speziell weitergebildeten Physiotherapeutin leichter. In der frühen Rückbildungsphase ist vorrangig, den Beckenboden durch eine gute Rumpfspannung, durch entlastende Haltungen und Koordination von Atmung und Aktivität zu stabilisieren (S. 14). Die Übungen für die Bauchmuskeln sind frühestens 4 Wochen nach der Entbindung geeignet. Aufgrund der Überdehnung ist eine gewisse Zeit notwendig, bevor Ihr Beckenboden voll einsatzfähig ist.

Idealerweise haben Sie sich in den vergangenen 2–3 Wochen mit den Wahrnehmungs- und Entspannungsübungen beschäftigt, jetzt kann das Training beginnen. Nachfolgend beschreiben wir die Grundspannung (in Seitenlage), damit eine Kräftigung der Muskulatur erfolgen kann.

1. Kräftigungseinheit: Seitenlage

Hilfsmittel: Übungs- oder Yogamatte. Legen Sie sich auf die Seite auf eine Übungs- oder Yogamatte. Ihre Knie- und Hüftgelenke sind angewinkelt, achten Sie auf ein leichtes Hohlkreuz. Der untere Arm liegt angewinkelt unter Ihrem Kopf. Der obere Arm ist aufgestützt, die Hand zeigt zum Brustbein.

1. Grundspannung: Sie beginnen wie immer damit, Ihre Muskeln wahrzunehmen (S. 35). Dann ziehen Sie mit der 1. Ausatmung den Damm zum Bauchnabel. Achten Sie darauf, nur so stark anzuspannen, dass Sie die Spannung auch halten können. Mit dem nächsten Ausatmen auch noch den Beckengurt anspannen (Unterbauch einziehen) und halten.

- **2.** Die Hand gegen die Unterlage drücken, die Schultern in Richtung Becken spannen, dadurch stabilisieren Sie Ihren Oberkörper und trainieren Ihre Bauchmuskeln.
- **3.** Halten Sie diese Grundspannung über 3–5 Atemzüge.
- **4.** Während der Übungen das Becken stabil halten.

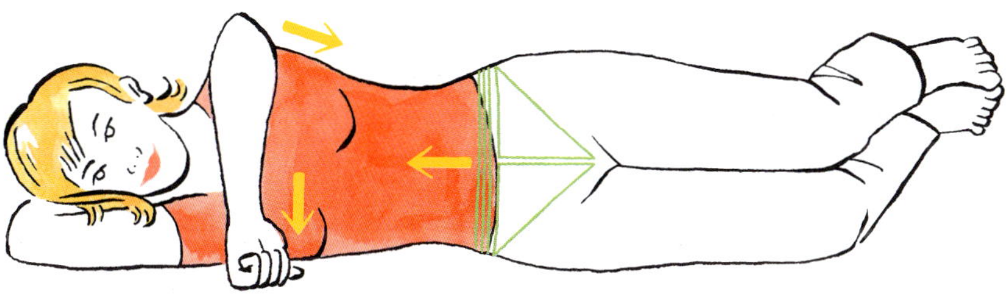

Drücken Sie die Hand gegen den Boden und spannen Sie die Schultern in Richtung Becken an.

Ganz-Frau-Übungen

Steigerung: Knie auf und ab bewegen

- Bauen Sie wieder die Grundspannung auf, atmen Sie ruhig weiter und bewegen das obere Knie hoch und runter.

Steigerung: Bein strecken

- Bauen Sie wieder Grundspannung auf und atmen Sie ruhig weiter. Oberes Bein nach hinten oben ausstrecken. Wichtig ist, dass die Ferse nach oben zeigt und das Knie während der gesamten Übung gestreckt bleibt.

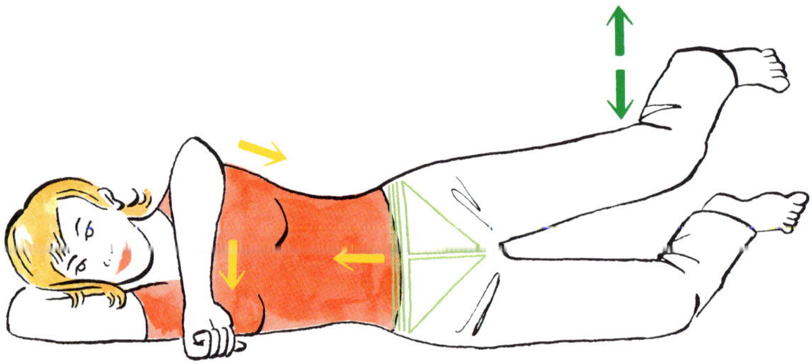

Bewegen Sie Ihr Knie auf und ab.

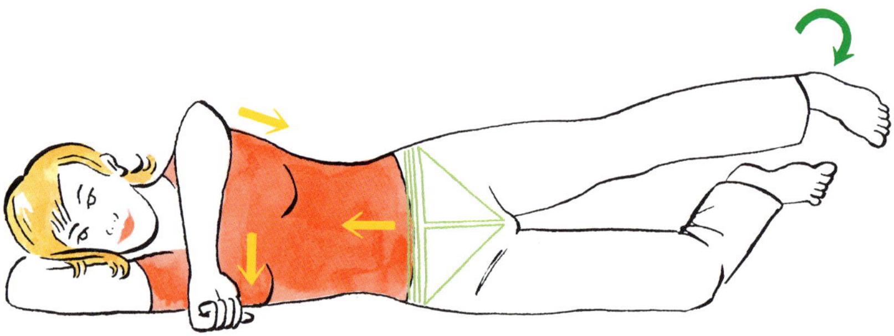

Strecken Sie beim Kreiseschreiben Ihr Bein nach hinten und oben.

Steigerung: mit der Ferse Kreise schreiben

- Bauen Sie wieder Grundspannung auf, atmen Sie ruhig weiter. Strecken Sie das obere Bein nach hinten oben. Beschreiben Sie mit der Ferse Kreise verschiedener Größe – in beide Richtungen.

Steigerung: Knie abheben

- Bauen Sie wieder Grundspannung auf, atmen Sie ruhig weiter. Mit jedem Ausatmen gehen die Knie Richtung Decke, die Füße bleiben auf dem Boden. Achten Sie darauf, dass Ihr Bauch nicht herausgedrückt wird.

Achtung: Wichtig ist die Übung korrekt auszuführen, die Grundspannung halten zu können und dadurch die Beckenbodenspannung beizubehalten. Versuchen Sie sich in Einheiten von 5 Atemzügen zu steigern. Je mehr Wiederholungen Sie korrekt ausführen können, desto besser trainieren Sie den Ausdauerzustand Ihrer Kraft. Wenn Ihnen diese Übung leicht vorkommt, haben Sie wahrscheinlich Ihr Becken mit bewegt – es bleibt aber starr.

Gegen Frustration: Beginnen Sie immer in der Seitenlage, gehen Sie dann in den Unterarmstütz, um dann im Sitzen und Stehen zu trainieren, damit die Schwerkraft mit Ihnen und nicht gegen Sie arbeitet.

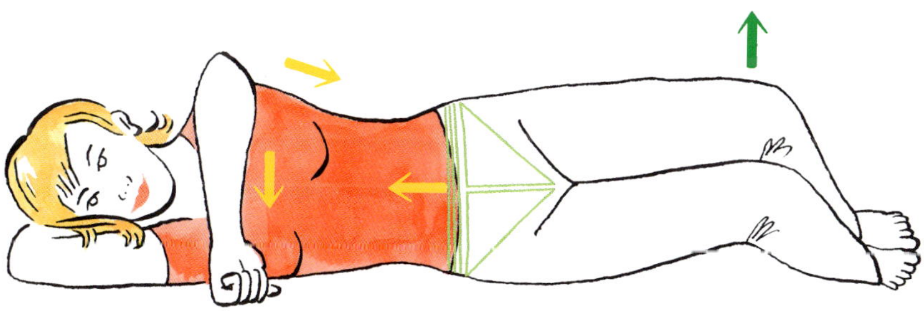

Die Knie gehen Richtung Decke, und die Füße bleiben auf dem Boden.

Ganz-Frau-Übungen

2. Kräftigungseinheit: Unterarmstütz

Hilfsmittel: Übungs- oder Yogamatte. Legen Sie sich auf den Bauch auf eine Matte. Gehen in den Unterarmstütz: Die Ellbogen sind unter den Schultergelenken, die Knie zeigen leicht nach außen und sind unter den Hüftgelenken. Der Rücken befindet sich im leichten Hohlkreuz.

1. **Grundspannung:** Muskeln wahrnehmen (S.35). Mit der 1. Ausatmung den Damm zum Bauchnabel ziehen. Mit dem nächsten Ausatmen den Beckengurt anspannen (Unterbauch einziehen) und halten.

- 2. Atmen Sie entspannt weiter, während Sie die Spannung halten und die unteren Rippen in Höhe des BHs zueinander ziehen – der Brustkorb wird kleiner.
- 3. Drücken Sie die Ellbogen Richtung Knie in die Matte (ohne sich zu bewegen), damit Sie Ihre Bachmuskulatur mittrainieren. Halten Sie die Spannung 5 Atemzüge lang.

Steigerung:

- 4. Heben Sie abwechselnd einen Ellbogen von der Matte (5 Atemzüge).
- 5. Spreizen Sie jetzt abwechselnd 1 Bein zur Seite weg, das Becken bewegt sich nicht (5 Atemzüge).
- 6. Strecken Sie jetzt abwechselnd 1 Bein nach hinten weg und zeichnen Sie kleine Kreise in die Luft. Fuß, Bein und Hüfte bilden eine Linie (jeweils über 5 Atemzüge).

Achtung: Halten Sie nicht die Luft an! Achten Sie darauf, dass Ihr Becken waagerecht bleibt und Sie die Bauchspannung halten.

Info

Alles zu viel?!

Sie fühlen sich überhaupt nicht gut, sind irgendwie überanstrengt? Schauen Sie, was gestern gewesen ist – wahrscheinlich haben Sie zu viel geschleppt oder beim Üben durch eine unkorrekte Haltung Ihren Beckenboden falsch trainiert und damit belastet.

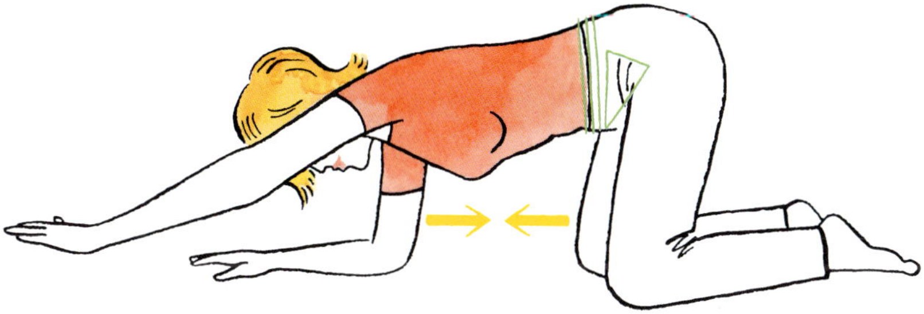

Abwechselnd einen Ellenbogen anheben ...

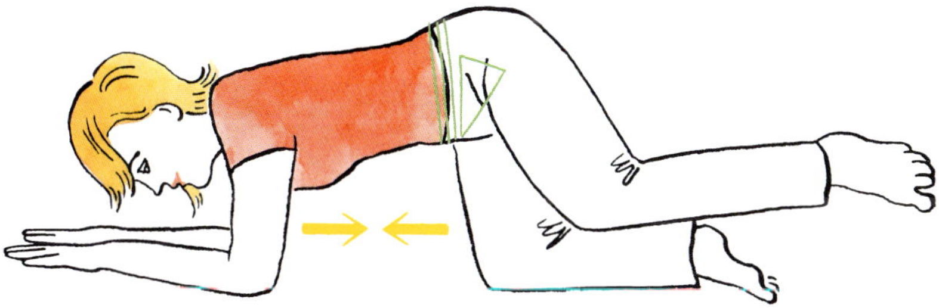

... abwechselnd ein Bein abspreizen ...

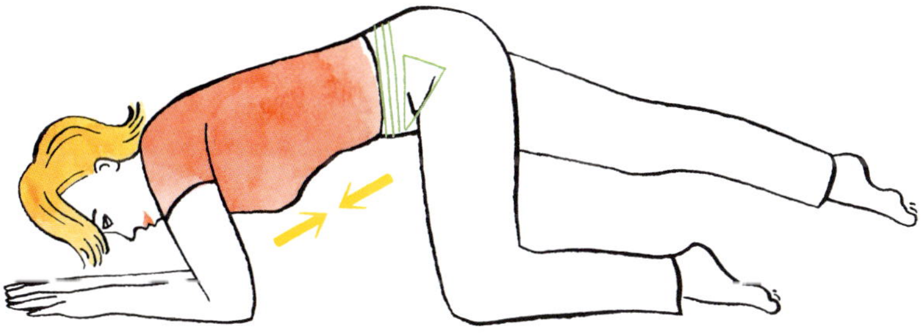

... und mit ausgestrecktem Bein Kreise in die Luft zeichnen.

Ganz-Frau-Übungen

3. Kräftigungseinheit: Sitzen

Setzen Sie sich aufrecht auf einen Stuhl, die Füße stehen fest auf dem Boden, die Knie zeigen leicht nach außen.

1. **Grundspannung:** Muskeln wahrnehmen (S. 35). Mit der 1. Ausatmung den Damm zum Bauchnabel ziehen. Mit dem nächsten Ausatmen den Beckengurt anspannen (Unterbauch einziehen) und halten. Ziehen Sie die unteren Rippen in Höhe des BHs zueinander – der Brustkorb wird kleiner.

- 2. Ihre Fersen drücken nach unten in den Boden, die Knie zeigen nach außen. Strecken Sie Ihre Arme gerade nach vorne und legen Sie die Handflächen aneinander. Die Schultern bleiben unten.
- 3. Zeichnen Sie jetzt kleine Kreise in die Luft und bleiben Sie dabei stabil, als wären Ihre Füße im Boden verankert.
- 4. Steigerung: Sie neigen sich etwas nach vorne, der Rücken bleibt gerade, es bewegen sich nur Ihre Schultern, wenn Sie Ihre Arme nach oben und unten sowie zur Seite führen.
- 5. Vergessen Sie nicht, ruhig weiter zu atmen!

Achtung: Ziehen Sie nicht Ihre Schultern zu den Ohren, sondern in Richtung Fußboden.

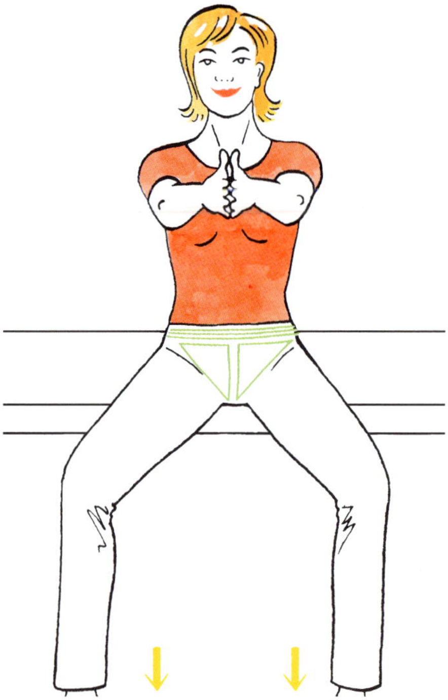

Strecken Sie, aufrecht sitzend, die Arme gerade nach vorne.

4. Kräftigungseinheit: Stehen

Sie stehen wie Charly Chaplin, die Füße etwas ausgestellt, die Schultern ziehen nach unten. Ihre Handballen drücken nach unten. Sie bleiben im leichten Hohlkreuz.

1. **Grundspannung:** Muskeln wahrnehmen (S. 35). Mit der 1. Ausatmung den Damm zum Bauchnabel ziehen. Mit dem nächsten Ausatmen den Beckengurt anspannen (Unterbauch einziehen) und halten.
2. Laufen Sie auf den Zehenspitzen, ohne die Fersen und Waden voneinander zu entfernen. Der Kopf schaut geradeaus. Atmen nicht vergessen!

Tipp: Laufen Sie morgens vom Schlafzimmer wie Charly Chaplin in die Küche.

Achtung: Ziehen Sie nicht Ihre Schultern zu den Ohren, sondern in Richtung Fußboden. Versuchen Sie, die Haltung im gesamten Körper zu halten.

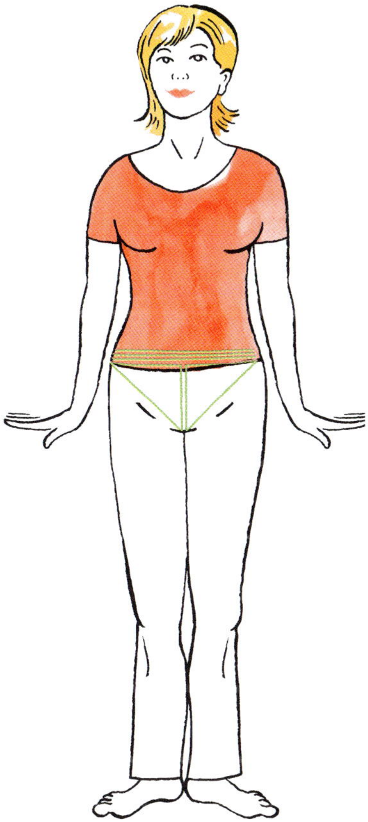

Sie laufen auf den Zehenspitzen, ohne die Fersen und Waden voneinander zu entfernen.

Ganz-Frau-Übungen

5. Kräftigungseinheit: Gehen mit Pilatesball

Hilfsmittel: Pilatesball oder Luftballon.
Sie stehen im hüftbreiten Stand.

1. Grundspannung: Muskeln wahrnehmen (S. 35). Mit der 1. Ausatmung den Damm zum Bauchnabel ziehen. Mit dem nächsten Ausatmen den Beckengurt anspannen (Unterbauch einziehen) und halten.

- 2. Nehmen Sie den Ball zwischen Ihre Knöchel. Gehen Sie in kleinen Schritten unter Spannung, verschränken Sie Ihre Arme und ziehen Sie Ihre Schultern nach unten und halten Sie diese Spannung.
- 3. Als Steigerung können Sie dazu sprechen.

Achtung: Ihre Knie sollten leicht gebeugt sein und leicht nach außen zeigen. Und versuchen Sie, die Spannung im gesamten Körper zu halten.

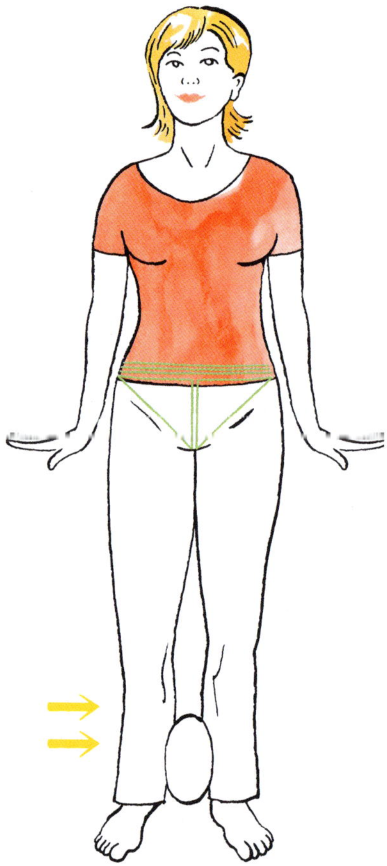

Sie halten den Ball fest und machen unter Spannung kleine Schritte.

6. Kräftigungseinheit: Bauchmuskeln

Hilfsmittel: Übungs- oder Yogamatte, aufgerolltes Badehandtuch, Pilatesball oder Luftballon.
Sie liegen entspannt auf dem Rücken auf einer Matte. Das Handtuch liegt zusammengerollt unter Ihrer Lendenwirbelsäule, die Hände sind hinter Ihrem Kopf und stützen ihn.

1. **Muskeln wahrnehmen:** Sie beginnen wie immer damit, Ihre Muskeln wahrzunehmen (S. 35). Mit der 1. Ausatmung den Damm zum Bauchnabel ziehen. Mit dem nächsten Ausatmen den Beckengurt anspannen (Unterbauch einziehen) und halten.

- 2. Sie winkeln zuerst ein Bein an, dann das andere und nehmen den Ball zwischen Ihre Knöchel.
- 3. Mit der 1. Ausatmung ziehen Sie den Damm zum Bauchnabel. Mit dem nächsten Ausatmen den Beckengurt anspannen (Unterbauch einziehen) und halten.
- 4. Bewegen Sie Ihre Beine ganz leicht vor und zurück (etwa 10 cm) und halten Sie dabei die Spannung.
- 5. Mit jeder Ausatmung gehen Sie ganz leicht in die Streckung, mit jedem Einatmen bewegen Sie Ihre Beine Richtung Kopf.
- 6. Sie können die Intensität steigern, indem Sie die Beine immer weiter strecken.

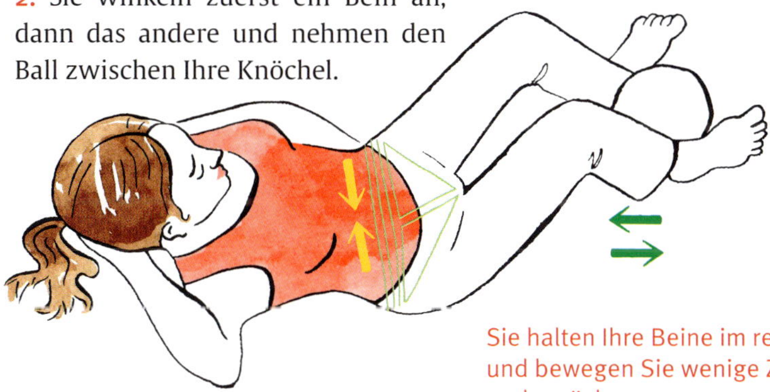

Sie halten Ihre Beine im rechten Winkel und bewegen Sie wenige Zentimeter vor und zurück.

Ganz-Frau-Übungen

Plus Schnellkraft Beckenbodenmuskeln:

- Sie nehmen die Beine gestreckt in die Luft und drücken den Ball 3×10-mal schnell hintereinander zusammen. Den Unterbauch haben Sie währenddessen eingezogen, die Grundspannung auf jeden Fall beibehalten.

Achtung: Der Bauch muss flach bleiben und darf nicht herausgedrückt werden! Legen Sie sich einen kleinen Igelball auf den Bauch – dieser darf sich während der Übung nicht bewegen.

Info

Und jetzt muss ich regelmäßig üben?

Es gibt so viele Möglichkeiten, im Alltag unbemerkt und wunderbar den Beckenboden zu trainieren – man muss einfach nur dran denken. Im Supermarkt an der Kasse, an der roten Ampel, beim Schieben des Kinderwagens – überall können Sie üben! Und wenn Sie gerne singen, dann singen Sie, so oft es geht! Unter der Dusche oder im Auto und nehmen Sie den Beckenboden dazu!

7. Kräftigungseinheit: schräge Bauchmuskeln

Hilfsmittel: Übungs- oder Yogamatte, Pilatesball oder Luftballon.
Sie liegen entspannt auf dem Rücken auf einer Matte.

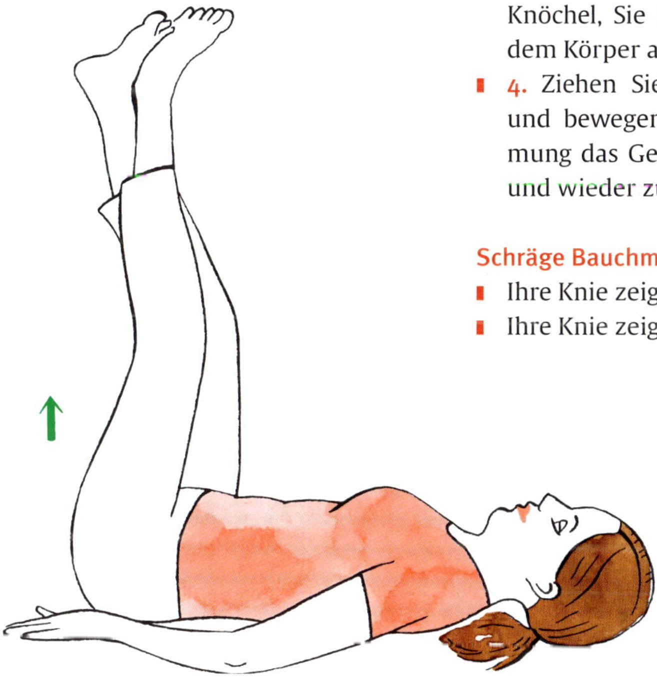

1. **Muskeln wahrnehmen:** Sie beginnen wie immer damit, Ihre Muskeln wahrzunehmen (S. 35).
- 2. Sie heben ein Bein nach dem anderen gestreckt in die Luft.
- 3. Sie nehmen den Ball zwischen die Knöchel, Sie legen die Arme neben dem Körper ab.
- 4. Ziehen Sie den Unterbauch ein und bewegen Sie mit jeder Ausatmung das Gesäß in Richtung Decke und wieder zurück.

Schräge Bauchmuskeln:
- Ihre Knie zeigen nach rechts.
- Ihre Knie zeigen nach links.

Mit jedem Aus- und Einatmen bewegen Sie Ihr Gesäß in Richtung Decke und wieder zurück.

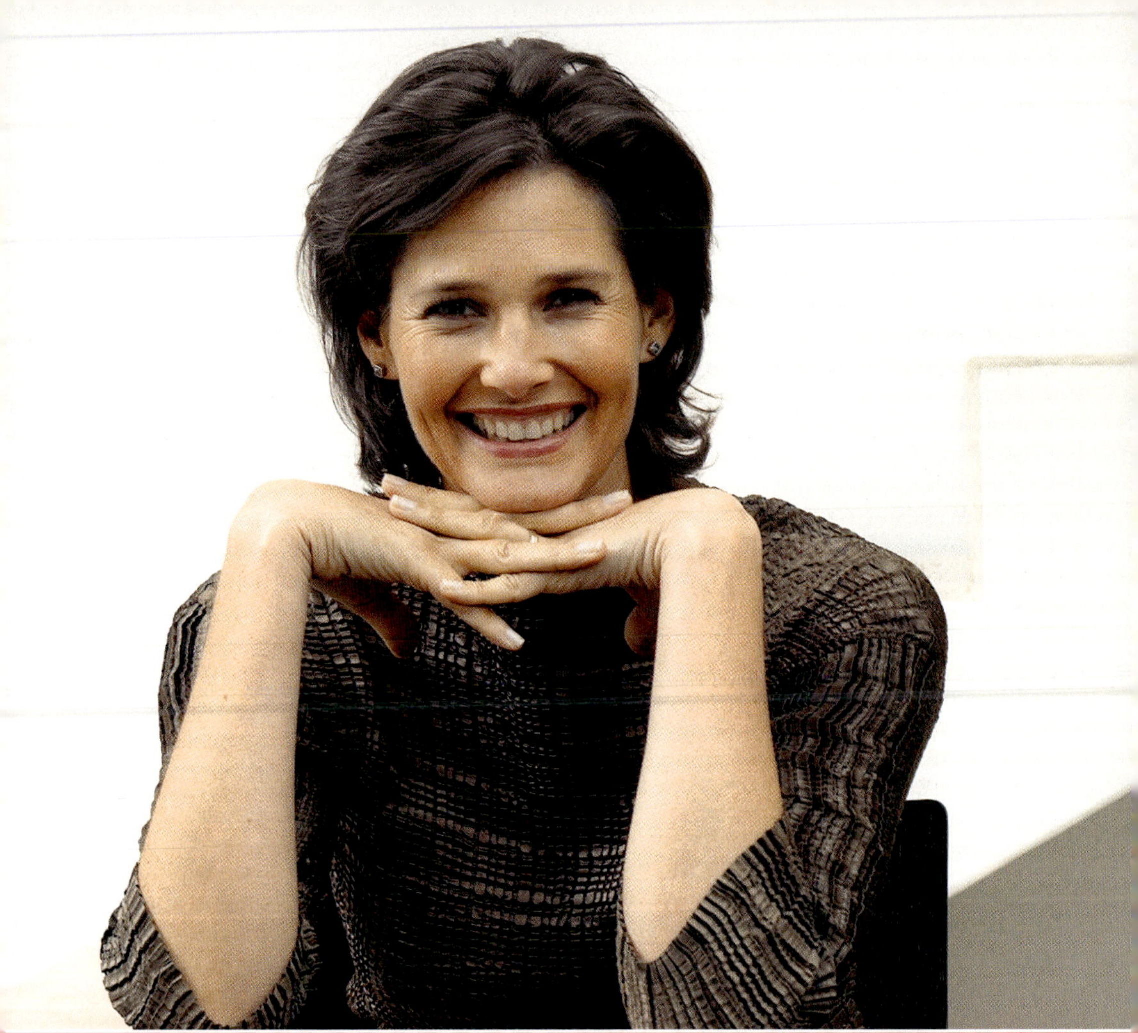

Beckenbodenfreundlich leben

Sex genießen

Obwohl der Beckenboden einen sehr großen Anteil zur sexuellen Erfüllung beiträgt, wird er von den meisten Frauen recht stiefmütterlich behandelt. Dabei unterstützen unsere Beckenbodenmuskeln auch unsere Orgasmusfähigkeit. Und: Durch die Übungen im Buch wird der Beckenboden besonders gut durchblutet, was das Lustempfinden in aller Regel steigert. Mithilfe der Wahrnehmungs- und Entspannungsübungen in diesem Buch lernen Sie, gezielt anzuspannen und locker zu lassen. Frauen, die schwer abschalten können und sich nicht sehr gut wahrnehmen, oder Probleme beim Sex haben, können wunderbar für sich und ohne Leistungsdruck mithilfe eines Vibrators üben – generell trägt Selbstbefriedigung zu einer besseren Wahrnehmung bei. Planen Sie ruhig feste Zeiten hierfür ein!

Was den Sex schöner und intensiver macht: Versuchen Sie gemeinsam mit Ihrem Partner, den Orgasmus hinauszuzögern. Nehmen Sie währenddessen verschiedene Stellungen ein, kommunizieren Sie miteinander. Auch den Beckenboden immer mal wieder anzuspannen und locker zu lassen, steigert die Lust (auch die Ihres Mannes!).

Für jeden gut: The Knack

»The Knack« bedeutet vor den beckenbodenbelastenden Tätigkeiten wie Heben, Niesen oder Husten, aber immer nach dem Wasserlassen und nach dem Stuhlgang, die Beckenbodenmuskulatur maximal anzuspannen, um alle Muskelfasern in Bereitschaft zu bringen. Wenn Muskeln nicht gefordert sind, schlaffen sie ab. Auch wer Angst hat, es nicht zur Toilette zu schaffen, für den ist »The Knack« wie ein Anstoß zum Katalysator – von unten hält er gegen den erhöhten Bauchdruck.

Beckenbodenfreundlich leben

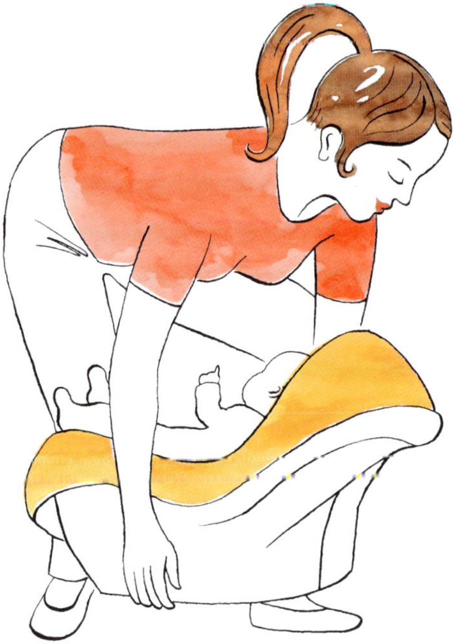

Ab sofort spannen Sie immer maximal Ihren Beckenboden an und gehen dann erst in die Belastung.

Keylock-Syndrom

Kennen Sie das? Sobald die Haustür oder der Gartenzaun in Sicht ist, meint man in die Hose machen zu müssen. Dann wird hektisch nach dem Schlüssel gekramt, und jedes Mal ist es dasselbe, selbst wenn Sie im Büro kurz zuvor noch auf der Toilette waren. Es gibt sogar einen Namen dafür: Keylock-Syndrom. Doch Sie können Ihre Blase trainieren, bzw. diesen lästigen Drang loskoppeln von der Haustür oder dem Gartenzaun.

Versuchen Sie es mit Aufschubstrategien:

Egal wie heftig der Drang ist, zuerst werden die Hände gewaschen, bevor Sie zur Toilette gehen. Rufen Sie, wenn das Haus in Sichtweite ist, erst noch Ihre Mailbox ab, besprechen Sie Ihren Anrufbeantworter, holen Sie in Ruhe die Post, gehen Sie noch einmal um den Block, lassen Sie locker – Hauptsache, die Blase lernt, dass sie warten muss. Das Gehirn soll gar nicht erst auf die Idee kommen, Harndrang zu signalisieren. Üben Sie aber stets in Sicherheit den Aufschub und nicht in Gesellschaft! Wenn etwas in die Hose geht, soll das keine Katastrophe sein. Also, nicht beim Stadtbummel mit der Freundin, wenn es Ihnen wichtig ist zu funktionieren.

Ab sofort nicht mehr vorsorglich auf die Toilette gehen

Wichtig: Versuchen Sie ab jetzt nicht mehr vorsorglich auf die Toilette zu gehen (bevor im Kino der Film beginnt, vor kürzeren Autofahrten), sondern immer nur bei Drang. 300–600 ml sollte eine Blase optimal fassen können, aber bitte nehmen Sie sich nicht zu viel vor: Auch von 100 auf 200 ml ist eine 100-prozentige Steigerung. Und auch beim Stuhlgang heißt es: immer nur bei Drang auf die Toilette gehen. Wenn keine Toilette in der Nähe ist, aushalten. Und: Ballaststoffe sorgen für regelmäßigen Stuhlgang.

Beckenbodenschonende Haltungen

Sitzen: Unsere normale Haltung beim Sitzen mit Rundrücken entlastet nicht gerade den Beckenboden. Während der Arbeit können Sie immer mal wieder die Position wechseln, vom Stuhl auf den Gymnastikball, oder auf das vordere Stuhldrittel rutschen, die Beine leicht öffnen und die Unterarme auf dem Tisch ablegen – achten Sie dabei auf ein leichtes Hohlkreuz. Das entspannt den Beckenboden. Ihr Kopf darf gerne dabei auf Ihren Armen ruhen.

Beckenbodenfreundlich leben

Stehen: Beim Stehen nie die Knie durchdrücken, sondern immer leicht flexibel bleiben, die Schultern bleiben unten.

Knien statt Hocken: Gerade Gartenarbeit in der Hocke belastet nicht nur den Beckenboden, sondern auch unnötig die Knie. Besorgen Sie sich ganz einfache Knieschoner, wie es sie zum Inline-Skaten gibt, und knien Sie fortan beim Buddeln und Unkrautjäten.

Husten und Niesen: Beim Husten (und Lachen) bauen Sie ab sofort Spannung im Oberkörper auf, drehen ihn zur Seite und husten oder niesen über die linke oder rechte Schulter.

Tipp

Zum Thema High Heels

3 bis 5 cm hohe Absätze an Stiefeln oder Pumps stimulieren den Beckenboden und fordern die autochthon (unwillkürliche) arbeitende Rückenmuskulatur heraus. Mit über 5 cm hohen Absätzen verändert sich jedoch die Statik des Körpers und sein Schwerpunkt wird ungünstig verändert.

Adressen

Deutsches Beckenbodenzentrum
St. Hedwig Krankenhaus
Große Hamburger Str. 5–11
10115 Berlin
Tel. (030) 23110
www.deutsches-beckenbodenzentrum.de

AG GGUP (mit Therapeutenliste)
Arbeitsgemeinschaft der im Bereich Gynäkologie, Geburtshilfe, Urologie, Proktologie weitergebildeten Physiotherapeuten und Physiotherapeutinnen im Zentralverband der Physiotherapeuten und Physiotherapeutinnen Deutschland
www.AG-GGUP.de

Deutsche Kontinenzgesellschaft e. V.
Friedrich-Ebert-Str. 124
34119 Kassel
Tel. (0561) 78 06 04
Patiententelefon: (01805) 233440
E-Mail: info@kontinenz-gesellschaft.de
www.kontinenz-gesellschaft.de

Deutsche Gesellschaft für Gynäkologie und Geburtshilfe e. V.
Robert-Koch-Platz 7
10115 Berlin
Tel. (030) 514883340
www.dggg.de

Berufsverband der Frauenärzte e. V.
Pettenkoferstr. 35
80336 München
www.bvf.de

Berufsverband der Urologen und Deutsche Gesellschaft für Urologen
Verdingerstr. 64
40474 Düsseldorf
Tel. (0211) 5160960
E-Mail: info@urologenportal.de
www.urologenportal.de

Berufsverband der Coloproktologen
Prinzregentenstr. 121
81677 München
Tel. (089) 4708279
E-Mail: info@coloproktologen.de
www.coloproktologen.de

Selbsthilfeverband Inkontinenz e. V.
Bahnhofstr. 14
86150 Augsburg
Tel. (0821) 31983790
www.selbsthilfeverband-inkontinenz.org

ISG: Informationszentrum für Sexualität und Gesundheit e. V.
Geschäftsstelle Universitätsklinikum Freiburg
Hugstetterstr. 55
79106 Freiburg
Tel. (01805) 558484
E-Mail: info@isg-info.de
www.isg-info.de

Deutsches Grünes Kreuz
www.dgk.de

Frauengesundheitsportal der BzgA (Bundeszentrale für gesundheitliche Aufklärung)
www.frauengesundheitsportal.de

Hersteller medizinischer Produkte:
www.americanmedicalsystems.de (Tel. 0800/100 63 25)
www.ethicon.de/whu (Tel. 01805/789978)
www.coloplast.com (Tel. 040/66980777)
www.reemex.com
www.neurotechgroup.de
www.bosana.de
www.buck-medizintechnik.de
www.innocept.de

Anhang

Stichwortverzeichnis

Bibliografische Information der Deutschen Nationalbibliothek.
Die Deutsche Nationalbibliothek verzeichnet diese Publikation in der Deutschen Nationalbibliografie; detaillierte bibliografische Daten sind im Internet über http://dnb.d-nb.de abrufbar.

Programmplanung: Sibylle Duelli

Redaktion: Anja Fleischhauer

Bildredaktion: Christoph Frick, Sibylle Duelli

Umschlaggestaltung und Layout:
Cyclus · Visuelle Kommunikation, 70186 Stuttgart

Bildnachweis:
Alle Fotos im Innenteil: Image Source

Zeichnungen:
Frauke Lehn, Stuttgart

Printed in Germany

Satz: Fotosatz Buck, 84036 Kumhausen
gesetzt in: InDesign CS3

Druck: AZ Druck und Datentechnik GmbH, 87437 Kempten

Gedruckt auf chlorfrei gebleichtem Papier

ISBN 978-3-8304-3449-8 1 2 3 4 5 6

Liebe Leserin, lieber Leser,
hat Ihnen dieses Buch weitergeholfen? Für Anregungen, Kritik, aber auch für Lob sind wir offen. So können wir in Zukunft noch besser auf Ihre Wünsche eingehen. Schreiben Sie uns, denn Ihre Meinung zählt!

Ihr Trias Verlag

E-Mail Leserservice:
heike.schmid@medizinverlage.de

Adresse:
Lektorat Trias Verlag, Postfach 30 05 04,
70445 Stuttgart, Fax: 0711-8931-748